せん妄の臨床指針
[せん妄の治療指針　第2版]
日本総合病院精神医学会治療指針 1

編集
日本総合病院精神医学会　せん妄指針改訂班
（統括：八田耕太郎）

星和書店

Seiwa Shoten Publishers

2-5 Kamitakaido 1-Chome
Suginamiku Tokyo 168-0074, Japan

Clinical Guideline for the Treatment of Delirium, 2nd Edition

Japanese Society of General Hospital Psychiatry
Practice Guidelines 1

by

Committee on Treatment Strategy and Tactics

Kotaro Hatta, M.D., Ph.D., Chair

©2015 by Seiwa Shoten Publishers

編集：日本総合病院精神医学会　せん妄指針改訂班

八田耕太郎	順天堂大学医学部附属練馬病院メンタルクリニック（統括，C. 救急対応，D. 治療，E. 特定の病態におけるせん妄治療）
岸　泰宏	日本医科大学武蔵小杉病院精神科（A-1. 診断と評価スケール）
三上　克央	東海大学医学部専門診療学系精神科学（A-1. 診断と評価スケール）
上村　恵一	市立札幌病院 精神医療センター（A-2. 危険因子）
和田　健	広島市立病院機構広島市立広島市民病院精神科（B. 予防）
倉田　明子	広島市立病院機構広島市立広島市民病院精神科（B-1. 非薬物的アプローチ）
岩本　崇志	広島市立病院機構広島市立広島市民病院精神科（B-2. 薬物療法的アプローチ）
野田隆政，中澤佳奈子，西優子，佐藤秀樹，野村茉未	国立精神・神経医療研究センター病院精神科（E. 特定の病態におけるせん妄治療）
奥村　泰之	医療経済研究・社会保険福祉協会医療経済研究機構研究部（D. 治療）

目 次

緒 言 ……………………………………………… ix

A. 診 断 ……………………………………… 1
1. 診断と評価スケール 1
2. 危険因子（高リスク患者の予測） 17

B. 予 防 ……………………………………… 33
1. 非薬物的アプローチ 33
   1) せん妄に対する非薬物療法的介入の位置づけ 33
   2) せん妄に対する非薬物療法的介入の文献レビュー 34
   3) 推奨事項 43
2. 薬物療法的アプローチ 46
   1) せん妄に対する予防的薬物療法についての前提 46
   2) せん妄に対する予防的薬物療法を考慮する時 47
   3) せん妄に対する予防的薬物療法の対象患者 49
   4) せん妄に対する予防的薬物療法の文献レビュー 50
   5) 推奨事項 63

C. 救急対応 …………………………………… 69
1. 治療環境と患者への接近 69
   1) 安全の確保 70

2）環境的な配慮　73

2. 薬剤投与　74

　　　1）静穏化（ある程度の鎮静でよいが内服に協力できない場合）　74

　　　2）鎮静（原因精査のための頭部 MRI 撮影など静止を必要とするが協力が得られない場合）　76

3. 身体精査を並行　78

　　　1）器質性因子の検討　78

　　　2）治療薬剤あるいは依存薬物の影響　80

　　　3）必要な検査項目　81

4. 観察と身体管理　82

D. 治　療　85

1. せん妄治療に抗精神病薬を使う合理性　85

2. 薬物療法に関する先行研究　88

3. 一般病院連携精神医学専門医あるいは特定指導医によるエキスパート・コンセンサス（コンジョイント分析）　98

4. 総合的な推奨　99

　　　1）推奨される抗精神病薬　99

　　　2）抗精神病薬の投与量　103

　　　3）拒薬の場合　105

　　　4）抗精神病薬の使用を避けたい場合　106

5. 他科との連携，患者・家族への説明　106

　　　1）他科との連携　106

　　　2）患者・家族への説明　107

E. 特定の病態におけるせん妄治療 ……………… 113

1) 脳卒中,頭部外傷 113
2) パーキンソン病 113
3) 後天性免疫不全症候群(AIDS) 115
4) 呼吸器疾患 116
5) 循環器疾患 116
6) 肝機能障害 117
7) 腎機能障害 118
8) 消化管疾患 118
9) 妊娠・授乳期 118
10) 薬剤の相互作用 118
11) アルコール離脱せん妄 119

展 望 ……………… 124

付 録 ……………… 127

患者・家族向けのせん妄に関する説明
・順天堂大学医学部附属練馬病院 6B 病棟版
・広島市立病院機構広島市立広島市民病院版

緒　言

　せん妄は，一般病院入院患者に頻発する精神症状・病態であり，身体疾患の疾病状況を増悪させ，このために医療費を上昇させて社会資源への負担を増大させる。それにもかかわらず適応薬剤がないという，精神医学のみならず医学全般の立ち遅れた課題である。さらに，一般病院の1割程度にしか常勤精神科医が配置されていない現状，そしてその常勤精神科医の多くが外来に忙殺される実態は，せん妄臨床の充実を阻む要因といえる。しかし，高齢化が著しい現況において，せん妄はさらに増加することが自明な優先度の高い課題である。

　その診療ガイドラインは，1999年に米国精神医学会から出されて以来，現在に至るまでいくつかのものがある。しかし，例えば，国際的に知名度の高いNICEガイドラインにおけるせん妄治療の推奨は，「他人や自分に危害を与える危険性のある場合，まず言語的あるいは非言語的なディエスカレーション・テクニックを用い，それでも不十分なら短期間，haloperidolかolanzapineを投与する」といった呑気でわずかな内容である[2]。米国老年医学会による高齢者の術後せん妄に対するガイドラインでも，抗精神病薬の投与は

弱い推奨の扱いである[1]。このように，名だたるガイドラインの内容は，現場の医療者のニーズとは程遠い感がある。

この問題意識は，われわれ日本総合病院精神医学会が初版の「せん妄の治療指針」を企画した2004年頃とさして変わっていないが，この10年間に様々なエビデンスが蓄積されてきた。当学会も指針改訂を目的に多施設共同研究グループDELIRIA-Jを2011年に組織して，治療，予防，予測のランダム化臨床試験や観察研究を行ってきた。それらのエビデンスと現場感覚との融合を重視しながら，システマティック・レビューも含めて，初版から10年ぶりにせん妄診療の指針改訂を行った。

この指針は2015年7月31日付けで本学会理事会の承認を得て最終版とした。なお，体系的な文献レビューは2015年2月28日までの期間で行った。この指針はせん妄のすべてを網羅するものではなく，精神医学的・心理的・社会的特性の評価や支持的介入など現場の医師にとって当然過ぎることは省略した。この指針が必ずしもすべての患者に好ましい結果をもたらすわけではなく，患者の個別性，主治医の裁量が優先されることは言うまでもない。この指針に関して，いかなる原因で生じた障害，損害に対しても著者および本学

会は免責される。

日本総合病院精神医学会　治療戦略検討委員会
せん妄指針改訂班
統括：八田耕太郎

■文献

1) American Geriatrics Society Expert Panel on Postoperative Delirium in Older Adults (2015) American Geriatrics Society abstracted clinical practice guideline for postoperative delirium in older adults. J Am Geriatr Soc 63: 142-50
2) Young J et al (2010) Diagnosis, prevention, and management of delirium: Summary of NICE guidance. BMJ 341: c3704

A 診断

1. 診断と評価スケール

　せん妄は日常臨床で頻繁にみられる症候群であり，身体予後悪化の独立した危険因子の1つである。従来一過性の病態と考えられていたが，一旦発症すると持続して身体予後や医療経済的予後，さらには認知機能に悪影響を及ぼすことが明らかになっている。しかし一方で，日常臨床でのせん妄発見率は低く，診断や治療が遅れることにより，より複雑な病態に至ることが指摘されている。せん妄の発見には，評価尺度を使用するなどの積極的な発見方法をとらない限り見逃しを減らすことは不可能である。本項では，せん妄の評価尺度について，わが国の臨床現場で使用可能な尺度を念頭に置きつつ検討した。一方，臨床研究では，逆翻訳を経て信頼性や妥当性を検討したせん妄の日本語版評価尺度を使用することが望ましい。現状では，このような日本語版評価尺度は少なく，せん妄の日本語版評価尺度のさらなる作成が待たれる。

1) せん妄の診断

 せん妄は身体疾患により惹起される精神や行動の障害であり（いわゆる症状性あるいは器質性精神障害），臨床現場で頻繁に見られる症候群の1つである。せん妄診断のゴールドスタンダードとなっているのは，2013年に公刊された米国精神医学会発行の「精神疾患の診断・統計マニュアル 第5版（DSM-5）」による診断基準である[1]。

 DSM-5とそれまでのDSM-Ⅳ-TRによる診断基準との主な相違点としては，①consciousnessの障害からattentionの障害に変更されたこと，②昏睡を鑑別に含めたこと，③認知機能障害に視空間認知の障害を例示したことなどが挙げられる。後述するせん妄の各評価尺度のなかで，現在のところDSM-5に準拠した評価尺度は存在しない。しかし上記のDSM-5への変更点は，せん妄の診断に際し配慮すべき点としてこれまで言及されてきた内容を明確にしたにすぎず，DSM-Ⅳ-TRのせん妄の診断基準自体が大きく修正されたわけではない。したがって，後述する従来のせん妄の評価尺度は，DSM-5のもとでも利用できると思われる。

2) せん妄発見率

 せん妄の発症率は年齢や基礎疾患により異なるが，

65歳以上の患者（以下，老齢患者）では，せん妄は入院症例の10〜42％に認められる[34]。そして，術後症例では17〜61％，終末期症例では25〜83％にせん妄を認める[21]。さらに，術後ICU管理が必要な老齢患者の80％がせん妄に至るとの報告もある[10]

　せん妄は，このように日常臨床で頻繁に認められる症候群であるが，日常臨床でのせん妄の発見率は低い。医療従事者はせん妄を呈した症例の20〜50％程度しか症状を認識していないとする報告がある[21]。せん妄の発見率の低さに対しては，後述するせん妄のサブタイプが影響している可能性がある。とくに低活動型せん妄は見逃されやすいとされている。しかし，筆者らの研究では正しく診断された症例と誤診された症例では，せん妄の症状や重症度には差がなく，特に精神科罹患歴がある症例は誤診されやすかった[18]。一般臨床現場では，統合失調症や双極性障害症例が身体疾患に罹患してせん妄を呈した場合に統合失調症や双極性障害の精神症状と誤診されることがしばしば経験される。

　いずれにせよ，臨床現場ではせん妄の発見率は低く，診断や治療が遅れることにより，より複雑な病態となり，原疾患の治療自体が困難となるばかりか，医療従事者や家族の負担が増え，さらには事故につながるケースも出現する。集中治療室において，せん妄を

■表1 せん妄に用いられるスケール

	スクリーニング	診断	重症度	看護師による評価
CAM	✓			✓
DRS-R-98		✓	✓	
MDAS			✓	
DST	✓			✓
NEECHAM	✓			✓
CDT				✓
MMSE				✓
PAED	✓	✓		✓
pCAM-ICU	✓	✓		✓

発見し早期に治療開始した症例と比べて，せん妄の治療が遅れた症例では，死亡率や院内感染，肺炎のリスクが高まるとの報告もあり[13]，臨床現場ではせん妄の見逃しを減らす工夫が極めて重要となる。

3）せん妄の評価尺度

以下に主なせん妄の評価尺度を示す。そして表1に，各評価尺度がせん妄に対するスクリーニングや診断，重症度評価のどの分野で適しているかについて示し，一般臨床での看護師による評価に適しているかについても示す。

① CAM（Confusion Assessment Method）

一般病床では，簡便な評価尺度として，CAM（Confusion Assessment Method）[14]がよく用いられてい

る。CAM は，1．急性発症で変化する経過，2．注意力散漫，3．支離滅裂な思考，4．意識レベルの変化，の4つの項目のうち，1，2の症状は必須であり，3または4を満たせばせん妄と診断するという簡便な診断ツールである。これはベッドサイドで医療スタッフは誰でも実施でき，所要時間も数分程度と簡便なことから，広く利用されている。簡便で感度や特異度ともに高いため CAM の使用が推奨されてはいるが[11,51]，検査者により大きく影響を受ける。例えば，看護師が，1時間のトレーニング後 CAM を用いて老齢患者のせん妄診断を行ったところ，感度23.8％，特異度97.7％と見逃しが多いことが指摘されている[19]。心血管術後のせん妄発見率においても，感度にばらつきが多く（0.13～1.00），トレーニング方法の違いによって見逃し率が異なることも指摘されている[30]。また，CAM は見当識障害や記憶障害の評価が乏しいことから，臨床現場で使用する場合には，CAM に加えて何らかの認知機能検査（Mini Mental State Exam や長谷川式簡易知能検査スケール）を併用して行う必要がある。さらに，せん妄の中心症状は，注意の障害，サーカディアン・リズム（睡眠・覚醒）障害，思路障害の3つであるが，CAM ではこれら全てを網羅していない。注意力の評価をどのようにするのかも曖昧であり，意識レベルの変化にしてもその時点での意識の評価であ

り，変化を反映していない[14]。

このCAMについては，逆翻訳を経た日本語版があり，信頼性と妥当性の検討も行われている[49]。本研究の著者が指摘しているように，ゴールドスタンダードとして構造化された診断尺度を使用していないことや，対象が大腿頚部骨折の術後患者に限定されていることなどの限界はあるものの（したがって研究使用の場合はこれらの点に配慮する必要がある），日常臨床におけるスクリーニング尺度としては使用可能と考えられる。

② MDAS (Memorial Delirium Assessment Scale)

MDASは当初はオピオイド使用下のがん患者のせん妄をアセスメントするために開発された[5]。10項目からなり，高い評価者間信頼性（$r=0.92$）と内的整合性（Cronbach's $a=0.91$）が示されている。日本語版の信頼性も検討されている[23]。MDASはせん妄の重要な症状である，急性の発症評価や症状の変動評価がないため，診断やスクリーニングに用いるのには適さず，日常臨床では重症度の評価に対して使用すべき尺度である。

③ NEECHAM Confusion Scale

NEECHAM Confusion Scaleは看護師によるせん妄評価として開発された[27]。MMSEとの相関は高く（$r=0.87$），DSM-Ⅲ-Rのせん妄基準との相関は中等度

(r=0.54−0.7)である。内的整合性（Cronbach's α=0.9）ならびに評価者間信頼性（r=.091）は高い。日本語版もあり[22,50]，看護研究等で使用されている。3つのサブスケールからなり（認知情報処理，行動，生理学的コントロール），30点満点（点数が低い程，混乱・錯乱状態が重症）である。サブスケールの生理学的コントロールに対する批判も多く，このサブスケールはせん妄の重症度とも相関せず，意味がないとの意見もある[38]。また，NEECHAMで評価しているのは，急性の錯乱であり，診断基準に準拠したせん妄ではないとの批判もある[29]。

④ DST（Delirium Screening Tool）

町田らにより開発された，DSM-Ⅳのせん妄診断基準に準拠したチェックリストである[20]。11項目を評価し（Yes or No），評価時間は5分以内と簡便である。感度98％，特異度76％と報告されている。感度は高いためスクリーニング目的には有用性が示唆されるが，特異度の低さならびに信頼性の検討が不足しており，利用には注意が必要である。

⑤ DRS（Delirium Rating Scale）と DRS-R-98（Delirium Rating Scale Revised 98）

DRSはDSM-Ⅲのせん妄診断後の重症度を評価するために開発された評価尺度である[40]。妥当性や評価者間信頼性，感度，特異度の何れの点においても優れ

ていることから,診断尺度やスクリーニング尺度,治療効果の評価のための重症度評価尺度として使用されている[41]。しかし,DRSにはいくつかの問題点が内在されていた。DRSには継続的なせん妄の症状の変化を追跡していくときには不要な項目が含まれ,短期間の評価ができないことなどが挙げられる。また,注意,記憶,見当識などをまとめて認知機能として1つの項目で扱っていることで,せん妄の持つ精神現象学的評価が軽視されることなどが指摘されていた。これらを受けて,Delirium Rating Scale-Revised-98 (DRS-R-98)[43] と改訂された。

DRS-R-98では,診断に関する項目と重症度に関する項目を分けた点が特徴であり,介入研究などにおいて継続的に使用することが可能となった。また,せん妄の精神現象学的な研究に使用するため,認知,行動,思考,言語の障害などが独立した項目として評価できるように改訂された。さらに,過活動型と低活動型の状態も区別され,さまざまなせん妄研究に使用できるように改訂された。日本語版もあり[42],信頼性の検討も行われている[16]。診断にも用いることが可能であり,日本語版においてはカットオフポイントでトータルスコア14.5点,重症度スコア10.0点とされている[16]。日本語版ばかりでなく,各種言語に翻訳され,信頼性の検討も行われている。日常臨床で使用する評

価尺度としてはやや時間を要し煩雑かもしれないが,せん妄評価において必要な項目が網羅されており,診断や重症度の評価だけでなく,症状のモニタリングにも有用である[11]。また,研修医や看護師のせん妄診断のトレーニングに非常に有用である。DRS-R-98のスコアシートを図1に示す。なお,DSM-5では,認知機能の評価に視空間認知が例示されたが,DRS-R-98には,視空間認知に関する評価項目も含まれている。

⑥ 時計描画テスト Clock Drawing Test（CDT）

CDTは認知症（認知機能低下）のスクリーニングとして用いられており,せん妄での使用も期待されていた。しかしながら,せん妄のスクリーニングとしては不適格であることが示されている[7]。同様に,Mini Mental State Examも認知機能の低下や,繰り返し使用することにより認知機能の変動は評価できるが,せん妄のスクリーニングとしては不適である[11,51]。

4）子どものせん妄の評価尺度

子どものせん妄は,児童思春期のコンサルテーション・リエゾン患者の10％に認め[46],小児ICU患者の13～28％に認める[15,31,36,37,39]。また,小児ICUのせん妄例の中で,35％が過活動型,22.5％が低活動型,42.5％がいわゆる域値下せん妄とする報告がある[31]。子どものせん妄の診断は,DSM-5に準拠して行わ

DRS-R-98 SCORESHEET

名前: _____ 日付: _____ 時間:

評価者: _____
重症度得点合計: _____ DRS-R-98 スコアー合計: _____

重症度項目	得点	その他の情報
睡眠覚醒サイクル	0 1 2 3	□昼寝　□夜間の障害のみ □昼夜逆転
知覚障害	0 1 2 3	錯覚，幻覚のタイプ □聴覚　□視覚　□臭覚　□触覚 錯覚，幻覚の体裁 □単純　□複雑
妄想	0 1 2 3	妄想のタイプ □被害型　□誇大型　□身体型 性質 □系統だっていない　□体系づいている
情動の変容	0 1 2 3	タイプ：　□怒り　□不安　□不機嫌 　　　　　□高揚　□いらだち
言語	0 1 2 3	挿管，無言等の場合ここにチェック　□
思考過程	0 1 2 3	挿管，無言等の場合ここにチェック　□
運動性焦燥	0 1 2 3	身体拘束されている場合ここにチェック　□ 身体拘束の方法：
運動制止	0 1 2 3	身体拘束されている場合ここにチェック　□ 身体拘束の方法：
見当識	0 1 2 3	日付： 場所： 人物：
注意	0 1 2 3	
短期記憶	0 1 2 3	項目を記銘するまでの試行回数： □カテゴリーのヒントを与えた場合チェック
長期記憶	0 1 2 3	□カテゴリーのヒントを与えた場合チェック
視空間能力	0 1 2 3	□手指が使えない場合ここにチェック

(↗)

■図1　DSR-R-98 スコアシート[42]

(図1 続き)

診断項目	得点	その他の情報
短期間での症状発症	0 1 2 3	□症状がその他の精神症状に重畳している場合チェック
症状重症度の変動性	0 1 2	□夜間のみに症状が出現している場合チェック
身体の障害	0 1 2	関係している障害：

ⓒ Trzepacz 1998

れ，この点は成人の場合と変わらない。しかし子どもの場合，若年になればなるほど言語による表現が乏しくなることから，一層非言語的な評価に頼らざるを得なくなる。すなわち，ICUでは，成人のせん妄症例でも非言語的な評価の度合いが高まるが，小児の場合は，ICUであれ一般病床であれ非言語的な評価の重要性が高い。したがって，小児のせん妄は，ICU症例かどうかにかかわらず，意識状態と行動をきめ細やかに客観的に評価していく必要がある。

以上を踏まえて，子どものせん妄の診断やスクリーニング尺度としては，PAED（Pediatric Anesthesia Emergency Delirium Scale）（対象は1～17歳）[35] とpCAM-ICU（Pediatric CAM-ICU）（対象は5歳以上）[37] が推奨されている[11]。PAEDとpCAM-ICUは，感度，特異度ともに高いが[3,15,37]，PAEDは低活動型せん妄の感度が低いとの指摘もある[8]。また，DRS-R-98も，子どものせん妄の症状変化について使用されてきた経緯がある[45]。PAEDとpCAM-ICUの信頼

性と妥当性を検討した日本語版は，現時点では存在しない。

　PAEDもpCAM-ICUも，最初に意識状態を評価するが，意識状態はRASS（Richmond Agitation Sedation Scale）[33]で評価する（なお，RASSについては，逆翻訳を経た日本語版は作成されているが[47]，信頼性や妥当性は未評価である）。例えば，PAEDを使用した場合，以下のアルゴリズムが推奨されている[32]。まず，RASSで-3～+4の場合，せん妄の評価を開始する（-4，-5であれば昏睡と評価しせん妄の評価には入らない）。次に，患児の介助者が当該患児の思考や行動の変化を示唆し，かつPAED（20点満点で点数が高いほど重症）のスコアが10点以上であればせん妄と評価する。スコアが10点未満の場合，7点未満はせん妄ではないと評価し，7～9点であれば1時間後に再評価する。そして，PAEDによる行動評価は，5つの項目（1. 子どもが介助者と視線を合わせる，2. 子どもの行動が目的に沿っている，3. 子どもが周囲の環境を認識している，4. 子どもがそわそわしている，5. 子どもがとても悲しんでいる）について，各0～4の5段階で評価する（1～3と4，5は逆評価となる）。

5）集中治療室でのせん妄評価

集中治療室（ICU）でのせん妄評価は，人工呼吸器使用中など，言語によるコミュニケーションがとれないことが多いため，通常の評価尺度は使用しづらい。ICUでのせん妄の診断には，CAM-ICU（Confusion Assessment Method-for the ICU）[9]，ICDSC（Intensive Care Delirium Screening Checklist）[2]，DDT-Pro（Delirium Diagnostic Tool Provisional）[17] が使用されている。もっとも頻用されているのはCAM-ICUであり，意識レベルの変化はRASSで評価する。しかし，CAM-ICUでは以下の問題点がある。すなわち，せん妄の中心症状は，注意の障害，サーカディアン・リズム（睡眠・覚醒）障害，思路障害の3つであるが，CAM-ICUではこれら全てを網羅していない。また，各項目・診断が2分法となっており，閾値下せん妄の診断も困難である。開発者によると，リサーチ・ナースによる感度93〜100％，特異度98〜100％，κ値0.96とされているが[9]，臨床現場でルーチンに使用している看護師の調査では，感度47％，特異度98％，κ値0.63と見逃しが多いことが指摘されている[48]。さらに，非言語的評価における感度の低さも指摘されている[24]。そして，CAM-ICUだけでなく，ICDSCならびにDDT-Proに関しても逆翻訳を経た上で信頼性や妥当性を検討した日本語版が現在のところ存在し

なお，ICDSCならびにDDT-Proでは閾値下せん妄の評価も可能なため，日本語版の信頼性検討がまたれる。閾値下せん妄とは，せん妄と非せん妄の中間に位置する状態であるが，せん妄発症の危険性が高く，予後においてもせん妄と非せん妄の中間の病態とされており，近年注目を集めている[44]。心臓手術後（on-pump）の閾値下せん妄症例に対して，risperidoneまたはプラセボを投与したせん妄予防効果の検討では，risperidone群でせん妄発症率の低下が認められている（13.7% vs. 34.0% $p = 0.03$）[12]。全症例に対して予防的薬物療法を行うのは現実的ではなく，これら閾値下せん妄症例への予防的薬物投与は臨床現場において現実的な方策になる可能性があり，域値下せん妄を評価しうる尺度の日本語版作成の研究が期待される。

6）せん妄のサブタイプの評価

せん妄のサブタイプは，過活動型，低活動型，混合型の3つに分類される。表2に分類のために用いられる評価方法を示す[25]。低活動型せん妄は，"不穏"がないため見逃されやすいとされている。さらに，低活動型せん妄の場合には，うつ状態と誤診されやすい。実際には，特に身体的重症例の場合には，過活動型せん妄より低活動型せん妄の方が，発現頻度が高

A. 診断　15

■表2　せん妄のサブタイプ[25]

過活動型せん妄
24時間以内に下記2項目以上の症状（せん妄発症前より認める症状ではない）が認められた場合
- 運動活動性の量的増加
- 活動性の制御喪失
- 不穏
- 徘徊

低活動型せん妄
24時間以内に下記2項目以上の症状（せん妄発症前より認める症状ではない）が認められた場合
活動量の低下または行動速度の低下は必須
- 活動量の低下
- 行動速度の低下
- 状況認識の低下
- 会話量の低下
- 会話速度の低下
- 無気力
- 覚醒の低下/引きこもり

混合型
24時間以内に，過活動型ならびに低活動型両方の症状が認められた場合

い。また，低活動型せん妄は，せん妄の持続時間が長いことも指摘されている。ICUにおいては，過活動型せん妄は1.6%にしかすぎず，低活動型43.4%，混合型57.4%と報告されており，非老齢者と比べて老齢者では低活動型の頻度が高い（オッズ比3.0）ことも指摘されている[28]。

低活動型せん妄は，見逃されやすさもあるが，静穏で，ともすると医療従事者の手間を要さないため，発

見されても治療対象とはならず放置されることも多い。しかし，せん妄時に患者は甚だしい苦痛を感じており，またその想起が可能であることがわかっている[6]。その苦痛は，過活動型せん妄も低活動型せん妄も同様であることがわかっており，適切な対応が必要となる。低活動型せん妄に対しては非薬物療法によるアプローチだけでなく，長引く症例などに対しては抗精神病薬による治療が必要な場合もある。低活動型せん妄であっても，過活動型同様に抗精神病薬に反応すると考えられている[4]。

せん妄（特に低活動型せん妄）の見逃しを減らすためには，評価尺度を使用するなどの積極的な発見方法をとる必要がある。しかし，ICU入室例全例に対して，医師がせん妄の有無を確認することは現実的には困難である。日常臨床では，身体科医師が対応に苦慮する興奮事例を精神科医への依頼対象とするため低活動型せん妄が見逃される頻度が高くなり，自ずとせん妄の発見率は低くなる。そうであるならば，ベッドサイドナースによるせん妄発見スキルを高めることが，せん妄の見逃し解決の糸口となろう。この点について，ベッドサイドナースが評価尺度を使用しないと，CAM-ICUでせん妄と診断された症例（上記に示したとおり，CAM-ICUの特異度は非常に高い）のうち27％しかせん妄と診断されていないことが示されて

いる[26]。このことからも，せん妄の発見率を高めるためには，ベッドサイドナースのせん妄教育と評価尺度の使用訓練が極めて重要となる。

7) まとめ

　本項では，せん妄の評価尺度について，わが国の臨床現場で使用可能な尺度を念頭に置きつつ検討した。現時点では，スクリーニングにはCAM（ICUではCAM-ICU）やNEECHAM Confusion Scale，診断や症状の評価にはDRS-R-98，症状のモニタリングにはDRS-R-98やMDASが使用可能な尺度として推奨されよう。また小児では，PAEDやpCAM-ICUが，せん妄の評価尺度として推奨される。一方，臨床研究でせん妄を評価する場合には，逆翻訳を経て信頼性や妥当性を検討した日本語版評価尺度を使用することが望ましい。現状では，せん妄の構造化診断尺度の日本語版はDRS-R-98以外になく，せん妄の日本語版尺度のさらなる作成が大いに期待される。

2. 危険因子（高リスク患者の予測）

　せん妄の危険因子としてはよくLipowskiの直接因子，誘発因子，準備因子[11]が使用されている。しかし臨床的には実際にせん妄を発症するリスクが高い，

■表3 せん妄の要因

修正できる要因	修正できない要因
薬剤（特にGABA作用薬剤，オピオイド，抗コリン作用を有する薬剤） 持続あるいは間欠的鎮静 活動性の低下 急性物質中毒 身体拘束 水分・電解質バランス 低栄養状態 代謝内分泌障害 酸素化不足 睡眠覚醒リズム障害 疼痛コントロール不良	高齢者 元々の認知機能障害 身体疾患重症度 精神疾患の存在

もしくはせん妄を発症している患者を診るにあたり修正可能な要因と修正不可能な要因とに分類するほうが臨床的と思われたため表3のように分類することとした。せん妄の危険因子はそれぞれの要因に対して英語の頭文字で覚えやすいように「END ACUTE BRAIN FAILURE」と分類されている（図2）。代表的な要因について下記に概説する。

また近年発表されたせん妄の危険因子についてのシステマティックレビューから，一般病棟で利用しやすいように「入院前に把握しておきたい危険因子」と「入院後にせん妄予防のために介入したい因子」について抜粋しまとめた（表4, 5）[2,8]。

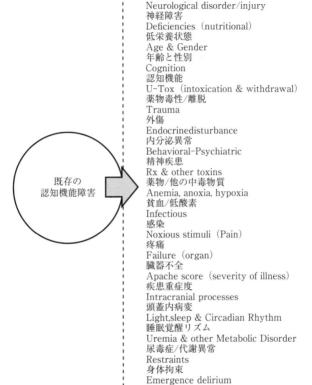

図2 せん妄の危険因子

Maldonado J. Academy of Psychosomatic Medicine 2014 Annual Meeting, Fort Lauderdale, FL, 2014.11 を改変引用

1) 認知機能障害　Cognition

せん妄に移行する高齢者の70%には背景に何らかの認知機能障害があることが前提とされている[22]。ま

■表4 入院前に把握しておきたい危険因子（相対危険度）

	一般内科	外科	ICU
認知症	2.3 – 4.7	2.8	–
軽度認知機能障害	2.1 – 2.8	3.5 – 4.2	–
せん妄の既往	–	3.0	–
生活機能障害	4.0	2.5 – 3.5	–
視覚障害	2.1 – 3.5	1.1 – 3.0	–
聴覚障害		1.3	
重症身体疾患の併存	1.3 – 5.6	4.3	1.1
うつ病	3.2	1.2	–
一過性の脳虚血や脳梗塞の既往	–	1.6	
アルコール依存	5.7	1.4 – 3.3	–
75歳以上の高齢者	4.0	2.3 – 6.6	1.1

文献2および8から改変引用

たMMSE（Mini Mental State Exam）は単独で外科手術の術後せん妄を予測する評価因子となりうる[9]。認知機能障害の中でも術前からある注意障害の存在がせん妄危険因子となりうる[13]。

2) 年齢と性別　Age & Gebder

65歳以上から急激にせん妄のリスクが上昇し1歳年齢があがるごとに2%もせん妄の頻度が高くなる[17]。性差はないとされている[12]。

3) 薬物／他の中毒物質　Rx & Other Toxins

せん妄を来しうる薬剤は数多く存在するが臨床的に重要であると思われるものを表6に抜粋した。3剤以

■表5 入院後に予防介入したい危険因子（相対危険度）

	一般内科	外科	ICU
複数薬剤の使用	2.9	−	−
向精神薬の使用	4.5	−	−
睡眠薬や鎮静薬の使用	−	−	4.5
身体拘束の施行	3.2−4.4	−	−
尿カテーテルの使用	2.4		
生理学的検査I			
BUN（尿素窒素）の上昇	5.1	−	1.1
BUN：Cr比の上昇	2.0	2.9	
血清アルブミン値の異常	−	1.4	
血清Na, K, 血糖値の異常	−	3.4	
代謝性アシドーシス	−	−	1.4
感染	−	−	3.1
治療的合併症	1.9	−	−
心臓大血管手術		8.3	
非血管系手術		3.5	
脳神経外科	−	−	4.5
外傷での入院			3.4
緊急入院			1.5
昏睡	−	−	1.8−21.3

文献2および8から改変引用

上内服していること[6]，向精神薬の中でもオピオイド，副腎皮質ホルモン，ベンゾジアゼピン系薬剤を内服していること[5]，抗コリン作用を有する薬剤を内服していること[21]が薬剤性せん妄の危険因子として重要である。抗コリン作用が強い薬剤ほど脳内への影響が大きいことが示されているため[18]，プレドニゾロ

■表6 せん妄を起こす可能性のある薬剤

抗コリン作用をもつ薬剤	抗不整脈薬
アトロピン	ジソピラミド
三環系抗うつ薬	リドカイン
トリヘキシフェニジル	メキシレチン
ジフェンヒドラミン	プロカインアミド
点眼薬（アトロピン）	抗菌薬
抗痙攣薬	アミノグリコシド系
フェニトイン	アムホテリシンB
降圧薬	セフェム系
カプトプリル	クロラムフェニコール
クロニジン	イソニアジド
メチルドパ	リファンピシン
レセルピン	テトラサイクリン系
ドパミン作動薬	バンコマイシン
アマンタジン	メトロニダゾール
ブロモクリプチン	抗ウイルス薬
レボドパ	アシクロビル
β遮断薬	インターフェロン系
プロプラノロール	ガンシクロビル
チモロール	麻薬性鎮痛薬
H2受容体拮抗薬	モルヒネ
シメチジン	フェンタニル
ラニチジン	オキシコドン
ファモチジン	ペンタゾシン

(↗)

ン，シメチジン，テオフィリン，ジゴキシン，フロセミド，ニフェジピン，ラニチジンなどは潜在的抗コリン作用が強いことが指摘されており注意を要する[21]。また，術前に投与されたベンゾジアゼピン系薬剤の用量が多いほどせん妄のリスクが高いことも報告されている[17]。GABA系に作用する薬剤のせん妄へ与える

(表6 続き)

GABA 作動	その他
ベンゾジアゼピン系薬剤	バルビタール類
バクロフェン	ジギタリス製剤
免疫抑制薬／抗悪性腫瘍薬	エルゴタミン製剤
プロカルバジン	リチウム
L-アスパラギナーゼ	MAO 阻害薬
メトレキサート	副腎皮質ステロイド薬
シタラビン	ACTH
ビンクリスチン	
ビンブラスチン	
フルオロウラシル	
ダカルバジン	
タモキシフェン	
非ステロイド性抗炎症	
イブプロフェン	
インドメタシン	
ナプロキセン	
スリンダク	
交感神経刺激薬	
アンフェタミン	
アミノフィリン	
テオフィリン	
エフェドリン	
コカイン	
フェニルプロパノールァミン	
フェニレフリン	

影響の高さも指摘されている[16]。

4) 貧血／低酸素　Anemia, Anoxia, Hypoxia

ショック[1]，循環不全[4]，低血圧[20]が中枢神経の低酸素に繋がることからせん妄の危険因子になっていることは複数の研究が示唆している。また脳への酸素供

給が不足することはせん妄の発症に繋がる[14]。ヘモグロビン値，ヘマトクリット値，心拍数がせん妄の発症の危険因子として同定されている[20]。

5） 疾患重症度　Apache Score（severity of illness）

APACHE（Acute Physiology and Chronic Health Evaluation）を使用して評価された身体症状重症度は高ければ，せん妄への移行の頻度は高くなることが知られている[17]。

6） 精神疾患　Behavioral-Psychiatric

認知機能障害を伴う認知症や関連疾患だけではなく，アルコールや乱用物質への依存もせん妄の危険因子となり得る[19]。

7） 睡眠覚醒リズム　Light, Sleep & Circadian Rhythm

気管内挿管中の持続的な鎮静はせん妄の危険因子に繋がっている[10]。ICU内での頻回の治療行為，疼痛，騒音環境は平均睡眠時間を1日1時間51分にまで低下させていることがせん妄の危険因子となっている[3]。

8） 身体拘束　Restraints

気管内挿管されている，胃管，尿道カテーテル，静脈ルートが確保されていること[15]，身体拘束が行われ

ている[7] など身体的活動が制限されている場合のせん妄の危険度は 3.2 倍にもなると指摘されている。

■文献
(1. 診断と評価スケール)
1) American Psychiatric Association (2013) Diagnostic and Statistical Manual of Mental Disorders, Fifth edition (DSM-5). American Psychiatric Publication, Washington, D.C.(日本精神神経学会監修 (2014) DSM-5 精神疾患の診断・統計マニュアル. 医学書院, 東京)
2) Bergeron N et al (2001) Intensive Care Delirium Screening Checklist: Evaluation of a new screening tool. Intensive Care Med 27: 859-64
3) Blankespoor RJ et al (2012) Post-hoc revision of the Pediatric Anesthesia Emergence Delirium rating scale: Clinical improvement of a bedside tool? Minerva Anestesiol 78: 896-900
4) Boettger S et al (2011) An open trial of aripiprazole for the treatment of delirium in hospitalized cancer patients. Palliat Support Care 9: 351-7
5) Breitbart W et al (1997) The Memorial Delirium Assessment Scale. J Pain Symptom Manage 13: 128-37
6) Bruera E et al (2009) Impact of delirium and recall on the level of distress in patients with advanced cancer and their family caregivers. Cancer 115: 2004-12
7) Bryson GL et al (2011) The clock drawing test is a poor screening tool for postoperative delirium and cognitive dysfunction after aortic repair. Can J Anaesth 58: 267-74
8) Daoud A et al (2014) Diagnostic accuracy of delirium

diagnosis in pediatric intensive care: A systematic review. Crit Care 18: 489
9) Ely EW et al (2001) Evaluation of delirium in critically ill patients: Validation of the Confusion Assessment Method for the Intensive Care Unit (CAM-ICU). Crit Care Med 29: 1370-9
10) Fricchione GL et al (2008) Postoperative delirium. Am J Psychiatry 165: 803-12
11) Grover S et al (2012) Assessment scales for delirium: A review. World J Psychiatry 2: 58-70
12) Hakim SM et al (2012) Early treatment with risperidone for subsyndromal delirium after on-pump cardiac surgery in the elderly: A randomized trial. Anesthesiology 116: 987-97
13) Heymann A et al (2010) Delayed treatment of delirium increases mortality rate in intensive care unit patients. J Int Med Res 38: 1584-95
14) Inouye SK et al (1990) Clarifying confusion: The confusion assessment method. A new method for detection of delirium. Ann Intern Med 113: 941-8
15) Janssen NJ et al (2011) On the utility of diagnostic instruments for pediatric delirium in critical illness: An evaluation of the Pediatric Anesthesia Emergence Delirium Scale, the Delirium Rating Scale 88, and the Delirium Rating Scale-Revised R-98. Intensive Care Med 37: 1331-7
16) Kato M et al (2010) Japanese version of the Delirium Rating Scale, Revised-98 (DRS-R98-J): Reliability and validity. Psychosomatics 51: 425-31
17) Kean J et al (2010) Initial validation of a brief provisional diagnostic scale for delirium. Brain Inj 24: 1222-30

18) Kishi Y et al (2007) Delirium: Patient characteristics that predict a missed diagnosis at psychiatric consultation. Gen Hosp Psychiatry 29: 442-5
19) Lemiengre J et al (2006) Detection of delirium by bedside nurses using the confusion assessment method. J Am Geriatr Soc 54: 685-9
20) 町田いづみ 他（2003）せん妄スクリーニング・ツール（DST）の作成．総合病院精神医学 15: 150-5
21) Marcantonio ER et al (2012) Postoperative delirium: A 76-year-old woman with delirium following surgery. Jama 308: 73-81
22) 松田好美 他（2005）日本版 NEECHAM 混乱／錯乱状態スケールの有用性．岐阜大医紀 55: 32-42
23) Matsuoka Y et al (2001) Clinical utility and validation of the Japanese version of Memorial Delirium Assessment Scale in a psychogeriatric inpatient setting. Gen Hosp Psychiatry 23: 36-40
24) McNicoll L et al (2005) Detection of delirium in the intensive care unit: Comparison of confusion assessment method for the intensive care unit with confusion assessment method ratings. J Am Geriatr Soc 53: 495-500
25) Meagher D et al (2008) A new data-based motor subtype schema for delirium. J Neuropsychiatry Clin Neurosci 20: 185-93
26) Mistarz R et al (2011) Bedside nurse-patient interactions do not reliably detect delirium: An observational study. Aust Crit Care 24: 126-32
27) Neelon VJ et al (1996) The NEECHAM Confusion Scale: Construction, validation, and clinical testing. Nurs Res 45: 324-30
28) Peterson JF et al (2006) Delirium and its motoric sub-

types: A study of 614 critically ill patients. J Am Geriatr Soc 54: 479-84

29) Rapp CG et al (2000) Acute confusion assessment instruments: Clinical versus research usability. Appl Nurs Res 13: 37-45

30) Rolfson DB et al (1999) Validity of the confusion assessment method in detecting postoperative delirium in the elderly. Int Psychogeriatr 11: 431-8

31) Schieveld JN et al (2007) Pediatric delirium in critical illness: Phenomenology, clinical correlates and treatment response in 40 cases in the pediatric intensive care unit. Intensive Care Med 33: 1033-40

32) Schieveld JN et al (2009) Diagnostic considerations regarding pediatric delirium: A review and a proposal for an algorithm for pediatric intensive care units. Intensive Care Med 35: 1843-9

33) Sessler CN et al (2002) The Richmond Agitation-Sedation Scale: Validity and reliability in adult intensive care unit patients. Am J Respir Crit Care Med 166: 1338-44

34) Siddiqi N et al (2006) Occurrence and outcome of delirium in medical in-patients: A systematic literature review. Age Ageing 35: 350-64

35) Sikich N et al (2004) Development and psychometric evaluation of the pediatric anesthesia emergence delirium scale. Anesthesiology 100: 1138-45

36) Silver G et al (2012) Detecting pediatric delirium: Development of a rapid observational assessment tool. Intensive Care Med 38: 1025-31

37) Smith HA et al (2011) Diagnosing delirium in critically ill children: Validity and reliability of the Pediatric

Confusion Assessment Method for the Intensive Care Unit. Crit Care Med 39: 150-7
38) Smith MJ et al (1995) A critique of instruments and methods to detect, diagnose, and rate delirium. J Pain Symptom Manage 10: 35-77
39) Traube C et al (2014) Cornell Assessment of Pediatric Delirium: A valid, rapid, observational tool for screening delirium in the PICU. Crit Care Med 42: 656-63
40) Trzepacz PT et al (1988) A symptom rating scale for delirium. Psychiatry Res 23: 89-97
41) Trzepacz PT (1999) The Delirium Rating Scale. Its use in consultation-liaison research. Psychosomatics 40: 193-204
42) Trzepacz PT 他 (2001) 日本語版せん妄評価尺度98年改訂版. 精神医学 43: 1365-71
43) Trzepacz PT et al (2001) Validation of the Delirium Rating Scale-revised-98: Comparison with the delirium rating scale and the cognitive test for delirium. J Neuropsychiatry Clin Neurosci 13: 229-42
44) Trzepacz PT et al (2012) Phenotype of subsyndromal delirium using pooled multicultural Delirium Rating Scale-Revised-98 data. J Psychosom Res 73: 10-7
45) Turkel SB et al (2003) The delirium rating scale in children and adolescents. Psychosomatics 44: 126-9
46) Turkel SB et al (2003) Delirium in children and adolescents. J Neuropsychiatry Clin Neurosci 15: 431-5
47) 卯野木健 他 (2010) Richmond Agitation-Sedation Scale 日本語版の作成. 日集中医誌 17: 73-4
48) van Eijk MM et al (2011) Routine use of the confusion assessment method for the intensive care unit: A multicenter study. Am J Respir Crit Care Med 184: 340-4

49) 渡邉明（2013）The Confusion Assessment Method（CAM）日本語版の妥当性．総合病院精神医学 25: 165-70
50) 綿貫成明 他（2001）日本語版 NEECHAM 混乱・錯乱状態スケールの開発及びせん妄のアセスメント．臨床看護研究の進歩 12: 46-63
51) Wong CL et al（2010）Does this patient have delirium?: value of bedside instruments. Jama 304: 779-86

（2. 危険因子（高リスク患者の予測））
1) Aakerlund LP et al（1994）Postoperative delirium: Treatment with supplementary oxygen. British Journal of Anaesthesia 72（3）: 286-290
2) Ahmed S et al（2014）Risk factors for incident delirium among older people in acute hospital medical units: A systematic review and meta-analysis. Age and Ageing 43（3）: 326-333
3) Aurell J et al（1985）Sleep in the surgical intensive care unit: Continuous polygraphic recording of sleep in nine patients receiving postoperative care. BMJ 290（6474）: 1029-32
4) Brown TM（2000）Basic Mechanisms in the Pathogenesis of Delirium. Psychiatric Care of the Medical Patients. Oxford University Press, New York, 571-80
5) Gaudreau JD et al（2005）Association between psychoactive medications and delirium in hospitalized patients: A critical review. Psychosomatics 46（4）: 302-16
6) Inouye SK et al（1996）Precipitating factors for delirium in hospitalized elderly persons: Predictive model and interrelationship with baseline vulnerability. JAMA 275（11）: 852-7
7) Inouye SK et al（2007）Risk factors for delirium at

discharge: Development and validation of a predictive model. Archives of Internal Medicine 167 (13): 1406-13
8) Inouye SK et al (2014) Delirium in elderly people. The Lancet, 383 (9920): 911-22
9) Kalisvaart KJ et al (2006) Risk factors and prediction of postoperative delirium in elderly hip-surgery patients: Implementation and validation of a medical risk factor model. Journal of the American Geriatrics Society 54 (5): 817-22
10) Kress JP et al (2000) Daily interruption of sedative infusions in critically ill patients undergoing mechanical ventilation. New England Journal of Medicine 342 (20): 1471-77
11) Lipowski ZJ (1990) Delirium: Acute Confusional States. New York: Oxford University Press.
12) Litaker D et al (2001) Preoperative risk factors for postoperative delirium. General Hospital Psychiatry 23 (2): 84-9
13) Lowery DP et al (2007) Subtle attentional deficits in the absence of dementia are associated with an increased risk of post-operative deliri-um. Dementia and Geriatric Cognitive Disorders 23 (6): 390-4
14) Maldonado JR (2008) Delirium in the acute care setting: Characteristics, diagnosis and treatment. Critical Care Clinics 24 (4): 657-722
15) Maldonado JR (2008) Pathoetiological model of delirium: A comprehensive understanding of the neurobiology of delirium and an evidence-based approach to prevention and treatment. Critical Care Clinics 24 (4): 789-856
16) Marcantonio ER (1994) The relationship of postopera-

tive delirium with psychoactive medications. JAMA 272 (19): 1518-22
17) Pandharipande P et al (2006) Lorazepam is an independent risk factor for transitioning to delirium in intensive care unit patients. Anesthesiology 104 (1): 21-6
18) Plaschke K et al (2007) Significant correlation between plasma and CSF anticholinergic activity in presurgical patients. Neuroscience Letters 417 (1): 16-20
19) Ritchie J et al (1996) Incidence of and risk factors for delirium among psychiatric inpatients. Psychiatric Services (Washington, DC) 47 (7): 727-30
20) Seaman JS et al (2006) Impaired oxidative metabolism precipitates delirium: A study of 101 ICU patients. Psychosomatics 47 (1): 56-61
21) Tune L et al (1992) Anticholinergic effects of drugs commonly prescribed for the elderly: Potential means for assessing risk of delirium. American Journal of Psychiatry 149 (10): 1393-4
22) Wahlund LO et al (1999) Delirium in clinical practice: Experiences from a specialized delirium ward. Dementia and Geriatric Cognitive Disorders 10 (5): 389-92

B 予 防

1. 非薬物的アプローチ

1) せん妄に対する非薬物療法的介入の位置づけ
(1) せん妄に対する非薬物療法的介入は，主に誘発因子を標的とした介入である
(2) 誘発因子には，環境的要因，身体的要因，感覚的要因，睡眠関連要因などがある

　せん妄の病因は多要因である場合が多いが，中でも誘発因子はせん妄の発症に密接に関与し，その後の経過を悪化・遷延させる要因である。よって，せん妄のリスクを有する患者においては，適切な非薬物療法的な介入によりせん妄の発症を予防することが期待される。また，せん妄発症後においても，できるだけ早期から適切な非薬物療法的介入を行うことにより，せん妄の悪化・遷延を軽減させることが可能となる。
　誘発因子には，環境的要因（入院，明るさ，騒音，ICU入室），身体的要因（疼痛，脱水，低栄養，点滴

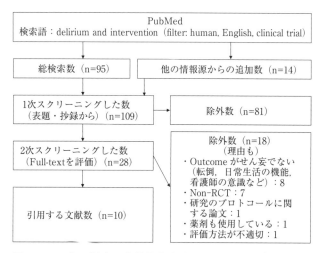

図3 せん妄に対する非薬物療法的介入の文献レビュー

やドレーン類・拘束などによる不動化),感覚的要因(視力や聴力の低下),精神的要因(心理的ストレス,不安,抑うつ),睡眠関連要因(不眠,昼夜リズムの乱れ,睡眠関連障害)などが挙げられ,せん妄への非薬物療法的介入はこれらの要因を改善するための試みに他ならない。

2) **せん妄に対する非薬物療法的介入の文献レビュー**(図3)
   (1) 多職種チームによるせん妄への多因子介入プログラムとして,HELPやNICEによるガイドラインが知られている

(2) 非薬物療法的介入によりせん妄の予防効果を検討したRCT5編のうち，4編で効果を認めている
(3) せん妄を呈している患者を対象とした非薬物療法的介入単独の有効性は明らかではない

RCTを中心に8編の研究を取り上げた（表7, 8）。厳密にはRCTではないが，質の高い前向き研究であり，多くの論文に引用されているのがInouyeらが提唱した多職種チームによるせん妄への多因子介入プロ

■表7　非薬物療法によるせん妄予防

第1著者	Inouye SK
発表年	1999
デザイン	non-RCT
対象	総合病院入院患者，70歳以上，せん妄リスク中—高
介入方法	多因子による介入（HELP）
介入の実施者	多職種チーム（看護師，医師，作業療法士，理学療法士，ボランティア）
介入内容	スタッフ教育，認知機能・見当識，睡眠，早期からの運動，感覚（視覚・聴覚），脱水，環境調整
対照	usual care
観察期間	入院〜退院（最大180日まで，平均7日）
登録患者数	852
中断例数	0
効果指標（せん妄の出現）	CAM
結果	せん妄出現　介入 9.9 %（42/426）vs. 対照 15.0 %（64/426），P=0.02
副作用	
備考	せん妄になった日数（介入群105日，対照群161日 p=0.02），せん妄エピソードの回数（介入群62，対照群90 p=0.03），は介入群で有意に低い。せん妄が生じたのちの重症度（delirium severity score）や，2回以上のせん妄出現率に差なし

(↗)

(表7 続き)

第1著者	Jeffs KJ
発表年	2013
デザイン	RCT
対象	入院患者, 65歳以上
介入方法	多因子による介入
介入の実施者	理学療法士とアシスタント
介入内容	スタッフ教育, 運動, 見当識
対照	usual care
観察期間	入院〜退院(平均5.5日)
登録患者数	649
中断例数	5
効果指標(せん妄の出現)	CAM
結果	4.9% (15/305) vs. 5.9% (20/339), $P=0.5$
副作用	
備考	せん妄の持続期間, 重症度, 入院期間にも有意差なし

第1著者	Lundström M
発表年	2007
デザイン	RCT
対象	整形外科病棟入院患者, 70歳以上, 大腿骨頚部骨折術後
介入方法	多因子による介入
介入の実施者	多職種チーム(看護師, 医師, 作業療法士, 理学療法士, 栄養士)
介入内容	スタッフ教育, 運動, 術後合併症対策(感染, 貧血, 塞栓), 排便・排尿, 睡眠, 疼痛, 酸素濃度, 栄養, 転倒や骨折の予防
対照	usual care
観察期間	手術後〜退院(介入群 28.0±17.9日, コントロール 38.0±40.6日)
登録患者数	199
中断例数	0
効果指標(せん妄の出現)	DSM-IVのせん妄診断基準
結果	54.9% (56/102) vs. 75.3% (73/97), $P=0.003$
副作用	
備考	せん妄の持続期間も介入群で優位に短い(7日以上せん妄が続いた患者:介入群18%, コントロール52% p<0.001) 術後入院期間も介入群で優位に短い(介入群 28.0±17.9日, コントロール 38.0±40.6日, p=0.028)

(↗)

(表7 続き)

第1著者	Marcantonio ER
発表年	2001
デザイン	RCT
対象	整形外科病棟入院患者,65歳以上,大腿骨骨折の手術予定
介入方法	多因子による介入
介入の実施者	医師
介入内容	酸素濃度,電解質バランス,疼痛,処方薬の整理,排便排尿,栄養,早期離床とリハビリ,術後合併症対策,視覚・聴覚,見当識,環境調整
対照	usual care
観察期間	入院〜退院（両群とも5±2日）
登録患者数	126
中断例数	0
効果指標（せん妄の出現）	CAM
結果	32.3%（20/62）vs. 50.0%（32/64）, $P=0.04$
副作用	
備考	せん妄重症度（MDAS）も介入群で有意に低い せん妄になった日数,入院期間,退院時のせん妄の存在率,退院先には有意差なし

第1著者	Martinez FT
発表年	2012
デザイン	RCT
対象	内科病棟入院患者,少なくとも1つのせん妄リスク因子を持つ
介入方法	多因子による介入
介入の実施者	家族
介入内容	家族教育（講義とパンフレット）,見当識,感覚（視覚聴覚）,環境調整（家族の訪問）
対照	standard care
観察期間	入院〜退院（両群とも平均9日）
登録患者数	287
中断例数	0
効果指標（せん妄の出現）	CAM
結果	5.6%（8/144）vs. 13.3%（19/143）, $P=0.027$
副作用	
備考	せん妄の持続期間,入院期間に有意差なし

CAM: Confusion Assessment Method
MDAS: Memorial Delirium Assessment Scale

■表8 非薬物療法によるせん妄治療

第1著者	Cole MG
発表年	1994
デザイン	RCT
対象	75歳以上の入院患者でせん妄と診断された患者
介入方法	多因子による介入
介入の実施者	多職種チーム（老年期内科医，精神科医，看護師）
介入内容	スタッフ教育，見当識，環境調整，コミュニケーション，運動
対照	usual care
観察期間	入院〜8週
登録患者数	88
中断例数	0
効果指標	SPMSQ (short portal metal status questionare), CGBRS (Crichton geriatric behavioural rating scale) 抑制の有無，入院期間，死亡率，退院後のケア必要度の増加
結果	SPMSQは8週時点で有意差なし　CGBRSは介入群で改善度が大きいが統計学的な有意差は大きくはつかない（$p=0.06$）入院期間や抑制の有無，転帰は有意差なし
副作用	
備考	

第1著者	Cole MG
発表年	2002
デザイン	RCT
対象	65歳以上，総合病院入院中のせん妄患者
介入方法	多因子による介入
介入の実施者	多職種チーム（老年期内科医，精神科医，看護師）
介入内容	スタッフ教育，見当識，環境調整，コミュニケーション，運動
対照	usual care
観察期間	入院〜8週
登録患者数	227
中断例数	9
効果指標	・MMSE　・Delirium Index　・Barthal Index　・入院期間，8週後の転帰
結果	MMSE改善度：cox比例ハザードモデル　ハザード比1.10
副作用	
備考	介入群のほうがMMSEの改善が早い傾向はあるが有意差はなし　Delirium Indexの改善，Barthal Index，入院期間，転帰には有意差なし

(↗)

(表8 続き)

第1著者	Marcantonio ER
発表年	2010
デザイン	RCT
対象	65歳以上,亜急性期の新入院せん妄患者
介入方法	多因子による介入
介入の実施者	看護師
介入内容	スタッフ教育,せん妄アセスメント,見当識,感覚刺激(ラジオ,音楽),合併症の予防と管理
対照	usual care
観察期間	入院〜1か月
登録患者数	457
中断例数	0
効果指標	CAMでせん妄の診断の検出率を比較。2週後,1ヶ月後にCAMでせん妄の持続期間を評価
結果	41.0% (116/282) vs. 12.0% (21/175), $P<0.001$
副作用	
備考	介入群では看護師によるせん妄の検出率が有意に高い(左記)せん妄の持続期間に有意差はなし

CAM:Confusion Assessment Method
SPMSQ:Short Portable Mental Status Questionaire
CGBRS:Crichton Geriatric Behavioural Rating Scale

グラムであるHELP(The Hospital Elder Life Program)である。その介入内容として,①見当識や認知機能への刺激,②早期からの運動,③視力補正,④聴力補正,⑤脱水補正,⑥睡眠の補助をあげている[3]。

また,NICE(The National Institute for Health and Clinical Excellence)のガイドラインでも,やはり多職種チームによる多因子介入を推奨しており,その内容として①認知機能障害・見当識障害,②脱水・便秘,③低酸素,④感染,⑤不動化,⑥疼痛,⑦多剤服用,⑧低栄養,⑨感覚障害,⑩睡眠の要素を改善させる介入を挙げている[9]。

誰が介入を行うかについては，看護師，医師らを中心とした多職種チームが4編あるほか[1,2,3,5]，医師によるコンサルテーション[6]，看護師[7]，理学療法士とそのアシスタント[4]，患者家族[8]が各1編であった。介入内容は様々だが，すべてスタッフ教育や見当識を改善させる関わり，睡眠調整，早期離床や運動，感覚障害への対処，脱水や栄養の改善といった要素のいくつかを組み合わせた多因子介入で，その要素は上記のHELP[3]やNICEガイドライン[9]に含まれる内容であった。

　8編のうち5編が予防的介入に関する研究で，非薬物療法的介入を行った群は，通常のケアを行った群に比べてせん妄の発症が有意に少ないとする研究が4編[3,5,6,8]，両群に差はないとする研究が1編[4]で，非薬物療法的介入によるせん妄予防効果を認めるものが多い。さらに，これら5編の研究のうち，非薬物療法的介入または通常のケアを行っていたのちにせん妄を発症した場合，非薬物療法的介入を行っていた群の方が有意にせん妄の罹患期間が短いという結果が2編[3,5]，両群に有意差はないとする結果が3編[4,6,8]であり，結果は分かれていた。しかし，予防的介入を行っていた方がせん妄になったとしても改善が早いことを示唆する研究が存在するという結果は興味深い。

　Inouyeらは，70歳以上の総合病院入院患者852例

を，老年専門看護師や老年科専門医，作業療法士，理学療法士，ボランティアからなる多職種チームによる多因子介入（認知機能低下や見当識障害，睡眠障害，無動化や視覚・聴覚障害，脱水への介入）を行う介入群と通常ケアのみ行うコントロール群に 426 例ずつ割り付けた結果，せん妄の出現率がコントロール群では 15.0％であったのに対して，介入群では 9.9％と有意に低く，せん妄の予防効果を認めたとしている。また，せん妄を呈した期間がコントロール群ではのべ 161 日（患者 1 名あたり 0.38±0.06 日）であったのに対し，介入群ではのべ 105 日（患者 1 名あたり 0.25±0.05 日）と有意に短いが，せん妄の重症度や再発率には差がなかったとしている[3]。

Marcantonio らは，65 歳以上の大腿骨骨折手術予定の患者 126 例を，術前または術後 24 時間以内から老年科専門医による予防的コンサルテーションを開始し，見当識，脱水や栄養，感覚障害，運動，疼痛コントロール，排便の調整，酸素投与，合併症治療や処方薬の整理，術後合併症治療について介入する群（64 例）と，通常ケアのみ行うコントロール群（62 例）にランダムに割り付けている。その結果，せん妄出現率はコントロール群の 50％に対して介入群では 32％と有意に低く，せん妄の予防効果を認めたが，せん妄を呈した期間や入院日数には差がなかったとしてい

る[6]。

　また,Martinez らは,少なくともひとつ以上のせん妄リスク因子を有する内科病棟入院患者287例を,患者の家族に対するせん妄教育を行ったうえで,毎日一定時間面会してもらい,見当識をつける問いかけや環境調整,感覚障害への対応,なじみの物品を持ち込むなどを家族が行う介入群(143例)と,通常ケアのみ行うコントロール群(144例)にランダムに割り付け,比較した。せん妄出現率はコントロール群の13.3%に対して介入群では5.6%と有意に低かったが,せん妄の持続期間や入院日数には差がなかったとしている[8]。

　すでにせん妄を呈している患者を対象として非薬物療法的介入の有効性を検証した研究は3編あったが,いずれも介入群の方がせん妄の改善が早い傾向はあったものの,コントロール群と有意差はなかった[1,2,7]。その理由として,ひとたびせん妄を発症した場合,薬物療法を行わずに治療することが困難な場合が多く,非薬物療法的介入のみによる治療効果を評価することが難しいこと,そのために非薬物療法的介入のみによるせん妄の治療効果を検討した研究が少ないこと,などが考えられる。

　Cole らは,65歳以上の総合病院入院中のせん妄患者227例を,老年内科医や精神科医によるコンサルテ

ーション,およびこれら医師に加え看護師も参加してその後のフォローアップを施行し,環境調整や見当識をつける関わり,コミュニケーション,活動の促進などを行う介入群（113例）と,通常ケアのみ行うコントロール群（114例）とにランダムに割り付けたところ,介入群の方がコントロール群に比べてせん妄の改善が早い傾向はあるものの有意差はなく,入院期間や転帰にも差がなかったとしている[2]。

3) 推奨事項

(1) 適切な評価によりせん妄のリスクを有するとされた患者に対しては,非薬物療法的介入を行うことが推奨される

(2) せん妄を発症した患者に対してもできるだけ早期から非薬物療法的介入を開始することが望ましい

(3) 非薬物療法的介入は多職種による医療チームにより行うが,家族にも協力を依頼する

〈予防的介入〉

せん妄のリスク評価に基づいて,それぞれの患者のもつリスクを重点的にケアするよう,適切な介入の計画を立て実行する。

① 認知機能や見当識への対策

　見えやすい場所にカレンダーや時計を配置する。また，ケアや処置・診察の時に，日時や場所，入院の目的を伝えたり，問いかけたりする。特に緊急入院患者や認知機能障害を有する患者には頻回に行う。

　一日の初めには患者に自己紹介したうえで，その日の治療スケジュールを伝えると治療ストレスが緩和される。可能であれば家族や知人に面会してもらい，病院で使用する物品も使い慣れたものを持ってきてもらうと，安心感を与え，不安や混乱が和らぐことが期待される。

② **身体要因への対策**

　脱水や低栄養の改善，便秘の緩和，疼痛の評価やコントロールなどが挙げられる。また，多剤を服用している患者では処方の見直しを行い，特にベンゾジアゼピン系睡眠薬など向精神薬の併用には注意する。

③ **不動化への対策**

　可能な限り早期の離床を促し，日中に可動域の運動を行う。自動運動が困難な場合には，受動的な運動や理学療法士によるリハビリテーションを取り入れる。

　動作を妨げる点滴やカテーテル，ドレーンなどは必要最小限とする。

④ **視覚障害や聴覚障害への対策**

　特に高齢者では視力や聴力の低下のために周囲の状

況が把握しにくく，コミュニケーション上の困難さから孤立しやすくなるため，普段使用している眼鏡や補聴器の使用を促し，使用しているものがなければ貸し出しを検討する。

医療者は大きな声でゆっくりとわかりやすい言葉で話しかけ，見えやすく手の届きやすい場所にナースコールを配置するなどの配慮を行う。

⑤ 睡眠障害への対策

昼夜のリズムを整えるため，昼間は明るく，夜間は転倒を避けるためにも周囲の状況がわかる程度に薄暗い程度の照度を保つ。騒音を避け，医療者の話し声や足音にも注意を払う。ICUや救急病棟では夜間も患者の出入りがあり，モニター音なども避けられないため，身体状況が改善すれば速やかに一般病棟への移動を考慮する。可能な限り夜間の医療行為は避け，利尿剤はできるだけ日中に投与するなど，睡眠を妨げない投薬計画を立てる。

日中は可能な範囲での離床を促し，運動が困難でも身体状況が許す範囲で座位をとったり，頭部をギャッジアップしたりして，寝入ってしまいにくい状況をつくる。日中に患者の好きなテレビやラジオ，音楽などの刺激を与えたり，家族や知人に積極的に面会してもらったりするよう働きかける。

〈治療的介入〉

　非薬物療法的介入によるせん妄改善効果については，予防効果ほどのエビデンスは少ないものの，せん妄の病因が多因子であることを考えるとその有効性は否定されるべきではない。また，非薬物療法的介入を行うことで，その後せん妄を発症したとしても改善を早める可能性があるとする報告があることから，できるだけ早期から非薬物療法的介入を開始することが予防的意義だけでなく，治療的意義をも持つ可能性がある。

　介入の具体的内容は予防的介入の実践の項と同様であるが，個々の患者でどの要因が大きいかを評価して重点的に介入することが重要となる。特に睡眠障害への介入は重要であり，夕方以降や中途覚醒時の言動を観察することでせん妄の適切な評価につながり，せん妄に伴うさまざまなリスクの軽減に役立てることができる。

2. 薬物療法的アプローチ

1) せん妄に対する予防的薬物療法についての前提
　（1）非薬物療法的介入を行いながら，予防的薬物療法を考慮する
　（2）健康保険制度では，発症予防のための薬物療法

は認められていない

　できる限り非薬物療法的な介入を行いながら，症例に応じて予防的薬物療法を追加するかどうかの判断が求められる。せん妄に対する予防的薬物療法を考慮する際の問題点は，わが国の健康保険制度において，発症を予防するための薬物療法は認められていないという点である。副作用対策など臨床上必要と判断される場合には，保険病名を登録して予防的薬物療法を行っているのが臨床現場の実状と思われる。したがって，これまでの臨床研究の結果から非常に有用である薬剤があったとしても，制度上その薬剤の予防的投与が認められるというわけにはいかないという点には留意しておく必要がある。本稿では，せん妄に対する予防的薬物療法のエビデンスを整理，概観した上で，予防的薬物療法を行うとしたらどうするのかという推奨事項を示すことを目的としたい。

2) せん妄に対する予防的薬物療法を考慮する時

(1) せん妄のリスク因子を適切に評価する必要がある

(2) せん妄がもたらすさまざまなリスクを適切に評価する必要がある

(3) 予防的薬物療法による有害事象のリスクを適切

に評価する必要がある

　薬物療法にはリスクとベネフィットがあり，そのバランスを考慮することは当然必要であるが，予防的薬物療法においてはリスクについてより慎重に検討しなければならない。せん妄を発症しなかったかもしれない患者に，予防的薬物療法による有害事象のみを引き起こす結果になりかねないからである。

　そのためにはベネフィットがどのくらい大きいか，すなわち，せん妄の発症リスクがどのくらい高いのか，せん妄が起きた場合に予想される有害事象のリスクがどのくらい大きいのかをできるだけ適切に評価しなければならない。せん妄の発症リスク因子については，本書のA-2に詳述されており，各因子を総合的に評価して判断することになる。多くのリスク因子の中でも，高齢や，せん妄の既往，認知症の併存などは特にせん妄発症のリスク因子として重要である。せん妄が起きた場合に予想される有害事象については，一般的に身体的に重症であるほどそのリスクは大きくなると想定される。例えば，挿管管理されている呼吸不全の患者，カテコラミンで血圧が維持されている急性心筋梗塞後の患者，複数のドレーンやCVラインが挿入されている術後患者などでは，自己抜管や自己抜針などが起きれば容易に生命的な危機に陥る。ICUや

救命救急センターに入院中の患者の多くで，せん妄発症によりさまざまな有害事象リスクが増加すると考えられる。

予防的薬物療法の候補として従来考えられてきたのは抗精神病薬であるが，さまざまな有害事象が起こりうる。呼吸抑制や低血圧，過鎮静，消化管運動障害，嚥下障害などのリスクを薬剤および患者の身体状況を考慮して評価する。

3) せん妄に対する予防的薬物療法の対象患者
(1) 術後せん妄予防を目的とした予定手術患者は対象となりうる
(2) 緊急入院患者，せん妄の既往のある患者，終末期患者，認知症患者も対象となりうる

基本的には患者ごとに適応を判断していくことになるが，せん妄の発症およびせん妄による有害事象のリスクが高い患者群として，いくつか挙げることができる。第一にこれまでのスタディでも多くとりあげられている対象が，術後せん妄の予防を目的としての予定手術患者である。特に術後にICU管理を要するような場合には，どちらのリスクも非常に高くなると考えられる。第二として，緊急入院となるような内科疾患を含む急性疾患の患者が候補となる。身体的重症度に

加えて，入院による環境変化も重要なリスク因子と考えられる。第三として，せん妄の既往のある患者が再入院となった場合が挙げられる。せん妄の既往を特定するのが困難な場合もあるが，自院への再入院例では対象として絞りやすい。第四として，終末期のがん患者が挙げられる。終末期せん妄は頻度も高く，せん妄の発症要因も複合的である場合が多いが，看取りをする家族への心理的な影響も大きいことから，候補となり得ると考えられる。最後に，認知症患者が挙げられる。入院患者の高齢化はますます進んで認知症患者の比率も確実に上昇している現実があり，予防的薬物療法が検討されてもよいと考えられる。

4) せん妄に対する予防的薬物療法の文献レビュー（図4）

(1) 抗精神病薬である haloperidol, risperidone, olanzapine により，せん妄の発症率を減少させたとする報告が少数ある

(2) せん妄の重症度，持続期間は対照群と比較して変わらないとする報告が多い

(3) 抗精神病薬を投与した群で有害事象が明らかに多いとする報告はない

(4) コリンエステラーゼ阻害薬によるせん妄の発症予防効果は認められていない

(5) Melatonin で2報，ramelteon で1報，せん妄

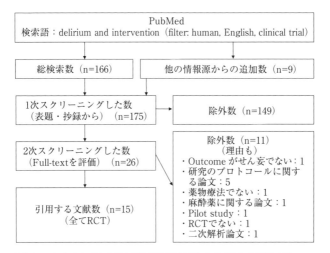

図4 せん妄に対する予防的薬物療法の文献の文献レビュー

予防効果がRCTで報告されている

薬剤のカテゴリーから抗精神病薬，コリンエステラーゼ阻害薬，その他に分類して述べる。手術を施行された患者で麻酔薬を比較した報告も複数あるが，精神科医に麻酔薬を選択することはできないので，今回の検討には含めなかった。

① 抗精神病薬

RCTとして7編をとりあげた（表9）。いずれも薬剤の用量を固定したプラセボ対照RCTで，6編が高齢の術後患者を対象群としていた。ICU入室患者を対象とした報告が4編で，消化管手術が1編，心臓以

■表9 抗精神病薬によるせん妄予防の薬物療法

第1著者	Kaneko
発表年	1999
デザイン	プラセボ対照RCT　用量固定
対象	ICU入室中の消化管術後患者　平均年齢72.8歳
介入	HPD5mg IVを5日間
対照	プラセボ（生食）
観察期間（日）	5
登録患者数	HPD　N=40　　Placebo　N=40
中断例数	2
効果指標	DSM-ⅢRで診断
結果	せん妄出現　介入10.5%（4/38）vs. 対照32.5%（13/40），$P<0.05$
副作用	HPD群で1例頻脈
備考	

第1著者	Kalisvaart
発表年	2005
デザイン	プラセボ対照RCT　用量固定
対象	せん妄リスクを有する高齢の股関節手術患者70歳以上
介入	入院後から術後3日までHPD1.5mgを内服
対照	プラセボ
観察期間（日）	14
登録患者数	HPD　N=212　　Placebo　N=218
中断例数	HPD群20例，Placebo群28例
効果指標	CAM，DRS-98R
結果	15.1%（32/212）vs. 16.5%（36/218），NS；HPD群で有意にせん妄の持続期間は短く，重症度も低かった；HPD群で入院日数が有意に短かった
副作用	なし
備考	

第1著者	Wang
発表年	2012
デザイン	プラセボ対照RCT　用量固定
対象	ICU入室中の心臓以外の外科手術後患者　65歳以上
介入	HPD0.5mgIV後，0.1mg/hrで12時間持続投与
対照	生食をボーラス後，プラセボを12時間持続投与
観察期間（日）	7
登録患者数	HPD　N=229　Placebo　N=228
中断例数	なし
効果指標	CAM-ICU

（↗）

(表9 続き)

結果	15.3％(35/229) vs. 23.2％(53/228), P=0.031; HPD 群で ICU 滞在が短かったが,入院日数や 28 日後の死亡率には有意差なし
副作用	不整脈が HPD 群で 6 例,プラセボ群で 5 例,有意な QTc 延長が HPD 群で 4 例,プラセボ群で 5 例,錐体外路症状はどちらもなし
備考	Inouye の multicomponet treatment intereventionを施行

第 1 著者	Page
発表年	2013
デザイン	プラセボ対照 RCT 用量固定
対象	入院後 72 時間以内に挿管管理を要した重症 18 歳以上の患者
介入	Haloperidol 2.5mg を 8 時間ごとに経静脈的に投与
対照	プラセボ(生食)
観察期間(日)	ICU 退室または,連続 2 日間せん妄および昏睡が認められなくなるまで最大 14 日間
登録患者数	HPD N=71 Placebo N=70
中断例数	HPD 群 31 例,Placebo 群 28 例
効果指標	CAM-ICU
結果	せん妄の発症をアウトカムとしていない HPD がせん妄の持続期間を短縮するとは言えない
副作用	過鎮静が HPD 群で 8 例,プラセボ群で 5 例,QTc 延長が HPD 群で 7 例,プラセボ群で 4 例,錐体外路症状が HPD 群でなし,プラセボ群で 1 例 死亡例が HPD 群で 5 例,プラセボ群で 4 例
備考	

第 1 著者	Prakanrattana
発表年	2007
デザイン	プラセボ対照 RCT 用量固定
対象	ICU 入室中の心臓手術後患者 平均 61 歳
介入	経口 RIS1mg の単回投与
対照	プラセボ
観察期間(日)	10
登録患者数	RIS,Placebo とも N=63
中断例数	なし
効果指標	CAM-ICU
結果	11.1％(7/63) vs. 31.7％(20/63), P=0.009;ICU 滞在,入院日数には有意差なし
副作用	なし
備考	

(ↄ)

(表9 続き)

第1著者	Hakim
発表年	2012
デザイン	プラセボ対照RCT　用量固定
対象	人工心肺使用の心臓手術後でICDSCが1-3の閾値下せん妄患者　65歳以上
介入	術後12時間ごとにRIS0.5mgを経口投与 改善後24時間後まであるいはせん妄と診断されるまで
対照	プラセボ
観察期間(日)	退院または再手術などのイベントが起きるまで
登録患者数	RIS　N=51　　Placebo　N=50
中断例数	なし
効果指標	ICDSC
結果	13.7%(7/51) vs. 34%(17/50), $P=0.031$；せん妄の重症度, 持続期間には有意差なし；ICU滞在, 入院日数には有意差なし
副作用	錐体外路症状がRIS群で2例, プラセボ群で1例
備考	

第1著者	Larsen
発表年	2010
デザイン	プラセボ対照RCT　用量固定
対象	膝関節および股関節置換術後の患者　65歳以上
介入	OLZ5 m gを術前, 術後に1回ずつ内服
対照	プラセボを術前, 術後に1回ずつ内服
観察期間(日)	8日または退院まで
登録患者数	OLZ　N=196　　プラセボ　N=204
中断例数	なし
効果指標	CAM, DRS-98R
結果	14.3%(28/196) vs. 40.2%(82/204), $P<0.0001$; OLZ群の方が有意にせん妄の重症度が高く, 持続期間が長かった；OLZ群で自宅への退院率が高かった
副作用	特になし
備考	

外の手術が1編，冠動脈バイパス術や弁置換術などの心臓手術が2編であった。他の2編は股関節や膝関節置換術などの整形外科の手術患者が対象であった。1

編では,入院後 72 時間以内に挿管管理を要した 18 歳以上の重症患者を対象としていた[10]。

使用された薬剤は,haloperidol(以下,HPD)が 4 編[6,7,10,14],risperidone(以下,RIS)が 2 編[4,11],olanzapine(以下,OLZ)が 1 編[8]で,HPD は 3 編が経静脈投与,1 編が内服,RIS,OLZ はいずれも内服であった。投与用量と期間は,HPD では 5 mg 静注を 5 日間[7],0.5 mg を静注後,0.1 mg/hr で 12 時間持続投与[14],2.5 mg を 8 時間ごとに経静脈的に投与[10],入院後から術後 3 日まで 1.5 mg を内服[6]とまちまちであった。1 日量で比較すると,5 mg,2.9 mg,7.5 mg,1.5 mg となり,せん妄治療に使用する際と同程度の用量を設定している報告も見られた。RIS では 1 mg の単回投与と 0.5 mg の 12 時間ごとの投与となっているが,後者[4]では閾値下せん妄を対象とし,改善後 24 時間後まであるいはせん妄と診断されるまでの投与となっている。OLZ では 5 mg を術前術後に 1 回ずつ内服となっている[8]。

せん妄の症状評価は,Kaneko ら[7]は確立されたスケールを用いておらず,その他の報告では CAM や CAM-ICU,ICDSC が用いられ,DRS-98-R も用いられていたのは Kalisvaart ら[6],Larsen ら[8]による 2 報告であった。Page らの報告[10]では,CAM-ICU を用いて評価しているが,せん妄の発症ではなく,当初の

2週間でせん妄も昏睡も呈さず生存している日数をプライマリーアウトカムとしている。

登録患者数はどの報告も介入群,対照群ほぼ同数に設定されており,Kaneko らの報告が最も少なく 40 例で,Kalisvaart ら[6],Wang ら[14],Larsen ら[8] の報告では 200 例程度の多数例で検討がなされていた。

せん妄の発症予防効果については,HPD による 3 編のうち,経静脈投与による 2 編では予防効果があり,内服による Kalisvaart らの報告[6]ではせん妄発症率に有意差を認めなかった。Page らの報告[10]ではせん妄発症を指標としていないが,HPD の効果は見られなかったとしている。しかしながら,Kalisvaart らの報告[6]では,HPD 群で有意にせん妄の持続期間は短く(5.4 日対 11.8 日),重症度も低かった(DRS-98-R のスコアで 14.40 対 18.41)とし,入院日数も有意に短かった(17.1 日対 22.6 日)としている。予防効果ありとした Kaneko らの報告[7]では,せん妄の持続期間や入院日数などへの言及はなく,Wang らによる報告[14]では,HPD 群で ICU 滞在が短かったが,入院日数や 28 日後の死亡率には有意差はなかった。RIS については 2 編ともせん妄の発症予防効果を認めている。せん妄の重症度,持続期間については Prakanrattana らの報告[11]では言及がなく,Hakim らの報告[4]では差がなかったとしている。ICU 滞在

および入院日数については，どちらの報告でも差は認めなかった。OLZ についての 1 編[8]では，せん妄発症予防効果を認め，OLZ 群の方が有意にせん妄の重症度が高く（初日の DRS-98-R スコアが 16.44 対 14.5），持続期間が長かった（2.2 日対 1.6 日）としているが，臨床的に意味のある差ではないように思われる。

中断率や有害事象の出現率では，どの報告でもプラセボより実薬が有意に高いとは言えなかった。

② コリンエステラーゼ阻害薬

RCT として 4 編をとりあげた（表 10）。いずれも薬剤の用量を固定したプラセボ対照 RCT で，高齢の術後患者を対象としていた。整形外科手術が 2 編，心臓外科手術が 1 編，残り 1 編では全身麻酔下の予定手術となっていた。使用された薬剤は donepezil[9,12]，rivastigmine[3,15]が 2 編ずつで，後者は 1 編が内服，1 編が経皮吸収剤となっている。投与量と期間は，donepezil では 5 mg の単回投与と 5 mg を術前術後 14 日ずつ，rivastigmine 内服は 1.5 mg を 8 時間ごとに手術前夜から 7 日間，経皮吸収剤は 5 cm^2 とあるのみであった。経皮吸収剤による報告[15]は，rivastigmine の経口投与が重症患者の死亡率を高める可能性があるとする製薬メーカーの警告が出たために参加者のリクルートを中止したと記載している。

■表10 コリンエステラーゼ阻害薬によるせん妄予防の薬物療法

第1著者	Liptzin
発表年	2005
デザイン	プラセボ対照RCT　用量固定
対象	膝または股関節形成術の予定手術患者 平均年齢67.2歳
介入	Donepezil5mgを術前14日間,術後14日間内服
対照	プラセボ
観察期間(日)	14
登録患者数	Donepezil　N=39　　Placebo　N=41
中断例数	Donepezil群11例　　Placebo群11例
効果指標	CAM,DSI
結果	せん妄出現　介入20.5%(8/39) vs. 対照17.1%(7/41), P=0.69
副作用	未記載
備考	閾値下せん妄の出現率,せん妄持続期間にも有意差なし;ICU滞在や在院日数にも有意差なし

第1著者	Sampson
発表年	2007
デザイン	プラセボ対照RCT　用量固定
対象	認知症のない股関節置換術の予定手術患者 平均年齢67.8歳
介入	Donepezil5mgを術直後に内服
対照	プラセボ
観察期間(日)	3
登録患者数	Donepezil　N=19　　Placebo　N=14
中断例数	未記載
効果指標	DSI
結果	9.5%(2/19) vs. 35.7%(5/14),P=0.08
副作用	不眠がDonepezil群で9例,プラセボ群で10例 嘔気がDonepezil群,プラセボ群ともに6例
備考	Pilot study　Donepezilでせん妄発症が少ない傾向のみ　せん妄の持続は有意差なし　せん妄の重症度はDonepezil群で低い傾向あり;Donepezilで在院日数が短い傾向あり

(↗)

(表10 続き)

第1著者	Gamberini
発表年	2009
デザイン	プラセボ対照 RCT　用量固定
対象	人工肺を用いた予定心臓手術患者　65歳以上
介入	Rivastigmine1.5 mg を 8 時間ごとに，手術前夜から術後 6 日まで投与
対照	プラセボ
観察期間(日)	6
登録患者数	Rivastigmine　N=59　　Placebo　N=61
中断例数	Rivastigmine 群 4 例　　Placebo 群 3 例
効果指標	CAM
結果	32%（18/56）vs. 30%（17/57），$P=0.8$
副作用	不眠が Rivastigmine 群で 33 例，プラセボ群で 24 例 嘔気が Rivastigmine 群 40 例　Placebo 群 32 例
備考	せん妄持続期間にも有意差なし；ICU 滞在や在院日数にも有意差なし

第1著者	Zaslavsky
発表年	2012
デザイン	プラセボ対照 RCT　用量固定
対象	術後せん妄リスクを有する全身麻酔の予定手術患者 65歳以上
介入	Rivastigmine の経皮吸収剤
対照	プラセボ
観察期間(日)	3
登録患者数	Rivastigmine　N=11　　Placebo　N=17
中断例数	未記載
効果指標	CAM
結果	18%（2/11）vs. 23%（4/17），$P=0.785$
副作用	未記載
備考	Letter　せん妄リスクのある患者のみを対象に警告によりリクルートが中断

せん妄の症状評価は，CAM または DSI（Delirium Symptom Interview）あるいは両方を用いている。登録患者数は抗精神病薬による報告と比較して少なく，最も多い Gamberini らによる報告[3]でも 60 例程

度となっている。

せん妄の発症予防効果は4編とも認めておらず，ICU滞在や入院日数で見ても有用性があるとは言えない結果であった。中断率や有害事象の出現率は，4編とも実薬群とプラセボ群とで差を認めなかった。

③ メラトニン・アゴニスト

RCTとしてmelatoninに関する報告を3編，ramelteonに関する報告を1編とりあげた（表11）。いずれも薬剤の用量を固定したプラセボ対照RCTであった。Melatoninについては，高齢の老年内科または急性期病棟への入院患者を対象とした報告が1編[1]，股関節手術患者を対象とした報告が2編[2,13]であった。Al-Aamaらの報告[1]では，melatonin 0.5 mgを毎日眠前に投与し，CAMを用いて14日間観察している。登録患者数はmelatonin群72例，プラセボ群73例で，各々11例および12例の中断例を認めた。Sultanの報告[13]では，melatonin 5 mgを術前90分と手術当日の眠前に投与し，Appreviated Mental Testという評価尺度で評価している。Melatonin群53例をプラセボ群49例のほか，midazolam群50例，clonidine群51例と比較している。de Jongheらの報告[2]では，melatonin 3 mgを入院後24時間以内に開始し，5日間連続投与して，DSM-IVとDelirium Observation Screening Scaleで評価している。登録

■表11 メラトニン・アゴニストによるせん妄予防の薬物療法

第1著者	Sultan
発表年	2010
デザイン	プラセボ対照RCT　用量固定
対象	腰椎麻酔による股関節手術予定の患者　65歳以上
介入	Melatonin 5 mgを術前90分と手術当日の眠前に投与
対照	プラセボ　Midazolam 7.5 mg　Clonidine100 μg
観察期間(日)	3
登録患者数	Melatonin群　N=53　　Placebo群　　N=49 Midazolam群　N=50　　Clonidine群　N=51
中断例数	記載なし
効果指標	Appreviated Mental Test
結果	せん妄出現　介入9.43%(5/53) vs. 対照32.65%(16/49), P=0.003
副作用	
備考	

第1著者	Al-Aama
発表年	2011
デザイン	プラセボ対照RCT　用量固定
対象	急性期の内科老年入院患者　65歳以上
介入	Melatonin 0.5 mgを毎日眠前に投与
対照	プラセボ
観察期間(日)	14
登録患者数	Melatonin群　N=72　　Placebo群　N=73
中断例数	Melatonin群　N=11　　Placebo群　N=12
効果指標	CAM
結果	12%(7/61) vs. 31%(19/61), P=0.014
副作用	Melatonin群で1例に悪夢, 1例に浮遊感
備考	せん妄の重症度には有意差なし；在院日数や院内死亡率, 鎮静や身体拘束の使用には有意差なし

第1著者	Hatta
発表年	2014
デザイン	プラセボ対照RCT　用量固定
対象	ICUまたは急性期病棟への新規入院患者　65-89歳
介入	Ramelteon 8 mgを毎日眠前に投与
対照	プラセボ
観察期間(日)	7
登録患者数	Ramelteon群　N=33　　Placebo群　N=34
中断例数	両群とも中断なし

(↗)

(表11 続き)

効果指標	DSM-IV のせん妄発生,DRS-R98
結果	3%(1/33)vs. 32%(11/34),P=0.003
副作用	両群ともなし
備考	睡眠指標,不眠に対する hydroxyzine の使用率にも有意差なし

第1著者	de Jonghe
発表年	2014
デザイン	プラセボ対照 RCT 用量固定
対象	股関節手術予定の患者 65歳以上
介入	Melatonin 3 mg を入院後24時間以内に開始し,5日間投与
対照	プラセボ
観察期間(日)	8
登録患者数	Melatonin 群 N=219 Placebo 群 N=225
中断例数	Melatonin 群 N=33 Placebo 群 N=33
効果指標	DSM-IV Delirium Observation Screening Scale
結果	29.3%(55/186)vs. 25.5%(49/192),P=0.4
副作用	言及なし
備考	せん妄の持続間にも有意差なし ベースラインの認知機能低下の有無によっても有意差なし 3ヶ月後の認知機能,社会的機能に有意差なし

患者は melatonin 群219例,プラセボ群225例で,各々33例が解析から除外されている。

Ramelteon に関する Hatta らの報告[5]では,急性身体疾患で ICU あるいは一般急性期病棟に入院する患者に ramelteon 8 mg あるいはプラセボを毎日眠前に投与し,DRS-98-R を用いて7日間観察している。登録患者数は ramelteon 群33例,プラセボ群34例で,中断例はなかった。

de Jonghe らの報告[2]以外の3編では,せん妄の発症予防効果を認め,特に問題となる有害事象も見られ

ていなかった。Al-Aama らの報告[1]では，発症したせん妄の重症度に有意差はなく，在院日数や院内死亡率，鎮静や身体拘束の使用にも有意差は認めなかった。

5) 推奨事項

 検索しえたエビデンスは論文数が非常に限られており，対象患者や薬剤の投与量，投与期間などそれぞれ異なっている。また，発症を予防するための薬物療法は認められていない現状があり，臨床的に必要と判断した場合の選択肢として呈示する。

(1) 内服が可能な患者では，ramelteon が選択肢となりうる
(2) 抗精神病薬は，予防的投与よりも，不穏時指示としての使い方が合理的である
(3) それでもせん妄リスクが高い場合に，術後せん妄の予防として抗精神病薬が選択肢となりうる

 Melatonin は薬剤として使用できないが，薬理学的には melatonin よりメラトニン受容体に強力なアゴニスト作用をもつ ramelteon の夕または眠前投与が選択肢となりうる。副作用リスクの低さが予防向きである。

 整形外科手術後など手術当日夜より内服が可能な患

者,あるいは胃管などから投与が可能な患者では,エビデンスの面からは治療の項で触れる抗精神病薬が選択肢となるが(**表9**),副作用のリスクを考慮すれば,予防的投与よりも,不穏時指示にとどめる方が合理的と思われる。

それでもせん妄リスクが高い患者が消化管手術や心臓外科手術を受ける場合,術直後からの内服は不可であるため,静脈内投与可能な抗精神病薬であるhaloperidolが予防投与されることがある。文献レビューでは予防効果なしとする報告がある一方,有害事象の出現に明らかな差がなかったとの報告もある。抗精神病薬の予防投与は,行うにしても最小限にとどめることが望ましい。

■文献

(1. 非薬物的アプローチ)

1) Cole MG et al (1994) Systematic intervention for elderly inpatients with delirium: A randomized trial. CMAJ 151 (7): 965-70
2) Cole MG et al (2002) Systematic detection and multidisciplinary care of delirium in older medical inpatients: A randomized trial. CMAJ 167 (7): 753-9
3) Inouye SK Jr et al (1999) A multicomponent intervention to prevent delirium in hospitalized older patients. N Engl J Med 340 (9): 669-76
4) Jeffs KJ et al (2013) An enhanced exercise and cognitive programme does not appear to reduce incident deli-

rium in hospitalised patients: A randomised controlled trial. BMJ Open., 3 (6), pii: e002569. doi: 10.1136/bmjopen-2013-002569
5) Lundström M et al (2007) Postoperative delirium in old patients with femoral neck fracture: A randomized intervention study. Aging Clin Exp Res 19 (3): 178-86
6) Marcantonio ER et al (2001) Reducing delirium after hip fracture: A randomized trial. J Am Geriatr Soc 49 (5): 516-22
7) Marcantonio ER et al (2010) Randomized trial of a delirium abatement program for postacute skilled nursing facilities. J Am Geriatr Soc 58 (6): 1019-26
8) Martinez F et al (2012) Preventing delirium in an acute hospital using a non-pharmacological intervention. Age Ageing 41 (5): 629-34
9) The National Institute for Health and Care Excellence (NICE) (2010) Delirium: Diagnosis, prevention and management. https://www.nice.org.uk/guidance/cg103 (Accessed on 26 May 2015)

(2. 薬物療法的アプローチ)
1) Al-Aama T et al (2011) Melatonin decreases delirium in elderly patients: A randomized, placebo-controlled trial. Int J Geriatr Psychiatry 26: 687-94
2) de Jonghe A et al (2014) Effect of melatonin on incidence of delirium among patients with hip fracture: A multicentre, double-blind randomized controlled trial. CMAJ 186: E547-56
3) Gamberini M et al (2009) Rivastigmine for the prevention of postoperative delirium in elderly patients undergoing elective cardiac surgery: A randomized controlled

trial. Crit Care Med 37: 1762-8
4) Hakim SM et al (2012) Early treatment with risperidone for subsyndromal delirium after on-pump cardiac surgery in the elderly: A randomized trial. Anesthesiology 116: 987-97
5) Hatta K et al (2014) Preventive effects of ramelteon on delirium: A randomized placebo-controlled trial. JAMA Psychiatry 71: 397-403
6) Kalisvaart KJ et al (2005) Haloperidol prophylaxis for elderly hip-surgery patients at risk for delirium: A randomized placebo-controlled study. J Am Geriatr Soc 53: 1658-66
7) Kaneko T et al (1999) Prophylactic consecutive administration of haloperidol can reduce the occurrence of postoperative delirium in gastrointestinal surgery. Yonago Acta Med 42: 179-84
8) Larsen KA et al (2010) Administration of olanzapine to prevent postoperative delirium in elderly joint-replacement patients: A randomized, controlled trial. Psychosomatics 51: 409-418
9) Liptzin B et al (2005) Donepezil in the prevention and treatment of post-surgical delirium. Am J Geriatr Psychiatry 13: 1100-6
10) Page VJ et al (2013) Effect of intravenous haloperidol on the duration of delirium and coma in critically ill patients (Hope-ICU): A randomised, double-blind, placebo-controlled trial. Lancet Respir Med 1: 515-23
11) Prakanrattana U et al (2007) Efficacy of risperidone for prevention of postoperative delirium in cardiac surgery. Anaesth Intensive Care 35: 714-9
12) Sampson EL et al (2007) A randomized, double-blind,

placebo-controlled trial of donepezil hydrochloride (Aricept) for reducing the incidence of postoperative delirium after elective total hip replacement. Int J Geriatr Psychiatry 22: 343-9
13) Sultan SS (2010) Assessment of role of perioperative melatonin in prevention and treatment of postoperative delirium after hip arthroplasty under spinal anesthesia in the elderly. Saudi J Anaesth 4: 169-73
14) Wang W et al (2012) Haloperidol prophylaxis decreases delirium incidence in elderly patients after noncardiac surgery: A randomized controlled trial*. Crit Care Med 40: 731-9
15) Zaslavsky A et al (2012) Rivastigmine in the treatment of postoperative delirium: A pilot clinical trial. Int J Geriatr Psychiatry 27: 986-8.

C 救急対応

1. 治療環境と患者への接近

　救急対応について，図5に沿って概説する。

　入院適応の重要な項目として，精神障害に基づく自傷他害の防止，病識・現実検討能力の低下による逸脱行動の防止や自律性低下に対する保護，診断・治療方針の確定といったものが挙げられる。せん妄を主とした意識変容状態の場合はいずれの項目にも該当すること，および意識の曇りによる行動の予測の困難性や転倒・転落などの事故のリスクを伴うため，興奮が強い場合は入院以外に選択の余地はない。興奮が強くない場合も入院という治療環境を選択する方が無難であるが，介護能力が期待できる場合は，前述のリスクを家族に説明した上で，外来対応のみということもありうる。ただし急性発症の場合は原因の特定が至急の課題となるため，安易に帰宅させてはならない。また，水分や食事の摂取量が低下している場合も全身管理という視点から入院での対応が望ましい。

```
┌─────────────────────────────────────────────────────────────┐
│ 【1】安全の確保(自傷他害の防止)                               │
│              □患者を徒手拘束できるだけの人手を集める          │
│              □必要に応じて身体拘束やセンサー管理を行いうる    │
│    環境的な配慮  環境の整備                                   │
│              □個室など静穏な環境(興奮の助長の防止)および      │
│                昼夜のリズムが明瞭な環境の提供(見当識の改善)   │
└─────────────────────────────────────────────────────────────┘
                              ↓
┌─────────────────────────────────────────────────────────────┐
│ 【2】静穏化または鎮静 □図6を参照                             │
│ 【3】身体精査を並行(せん妄の原因および疲弊による生理学的異常の探索,│
│     可能な限り初期鎮静の前に実施)                             │
│              □バイタルサイン,動脈血酸素飽和度(SpO₂),神経     │
│                学的診察など                                   │
│              □病歴                                            │
│              □血液・生化学検査(Ca, Mg, NH₃を含む),感染症,    │
│                甲状腺機能,頭部CT・MRI,心電図,胸部X-P,       │
│                髄液検査,尿中薬物スクリーニング                │
│                脳液(必要に応じて選択)                         │
│ 【4】観察と身体管理 □SpO₂,心電図,バイタルサイン              │
│              □水分出納                                        │
│              □身体拘束実施中は特に無動のために誘発される可    │
│                能性のある副作用の観察                         │
└─────────────────────────────────────────────────────────────┘
                              ↓
┌─────────────────────────────────────────────────────────────┐
│ 【5】抗精神病薬などによる治療                                 │
└─────────────────────────────────────────────────────────────┘
 行動の逸脱,異常な発言,見当識障害,睡眠覚醒サイクルの異常,摂食量,
 バイタルサイン,炎症反応の推移を観察
                      ┌─────────────────────────────────────┐
                      │ 1～数日単位の薬剤調整:増減,切替え,併用 │
                      └─────────────────────────────────────┘
                消退,あるいは長期的視点の治療へ
```

■図5 せん妄に対する方策

入院に際して,あるいは一般病院でのコンサルテーションに際して,患者への接近および治療環境といった視点から留意することは次の2点である。

1) **安全の確保**

第一は,安全の確保である[9]。せん妄などの意識障害の状態では,行動の予測が困難であり,点滴を抜去

したり他者に暴力を振うなどの危険な行動が突発する。これを防止するためにしばしば身体拘束を必要とする（表12）。まず，突発した興奮や暴力的な行動が脳器質性疾患に起因している可能性が否定できない場合，身体拘束を行わざるをえない。例えば脳出血・脳腫瘍などの頭蓋内占拠性病変，脳炎などの中枢神経炎症性疾患，代謝性脳症，あるいはその他の脳器質性疾患が潜在する場合には，薬剤が予測できないほどの過剰な鎮静を招いて，吐物による窒息や誤嚥性肺炎を惹起することがある。また，薬剤が意識水準を低下させたり，器質性疾患による脳波の徐波化を薬剤惹起性と誤認させたりするなど，臨床像を混乱させる可能性がある。したがってこのような場合，薬剤による鎮静のみを行うことは，十分な身体管理が不可能であるため身体拘束より危険である。さらに，身体合併症を有する患者に身体への安全性を考慮して選択された薬剤の種類あるいは量が鎮静に不十分な場合も身体拘束を行わざるをえない。例えば，呼吸器や循環器に重篤な合併症がある場合，鎮静のための薬剤の大量投与は呼吸抑制，QT延長や重篤な不整脈などを惹起して致死的になることがある。また，肝機能や腎機能に重篤な障害がある場合，代謝や排泄の障害によって薬剤は容易に中毒量に至る。このような場合，身体疾患への安全性が優先されるため，鎮静には不十分な量の薬剤しか

■表12 身体拘束を必要とするせん妄

身体拘束の実施が不可避となりうる場合	例	身体拘束を実施しない場合に予測される危険
せん妄の原因を鑑別中であるため薬剤投与による影響を避けたい時	脳出血・脳腫瘍などの頭蓋内占拠性病変，脳炎などの中枢神経炎性疾患，代謝性脳症，あるいはその他の脳器質性疾患の潜在を否定できない場合	鎮静目的で高用量の薬剤を使用せざるをえず，それが予測の範囲を超えた過鎮静を招いて，吐物による窒息や誤嚥性肺炎を惹起する危険性が増大 薬剤が意識水準を低下させたり，器質性疾患による脳波の徐波化を薬剤惹起性と誤認させたりするなど，臨床像を混乱させる可能性が高い
せん妄の原因疾患が重篤で十分な薬剤を投与できない時	呼吸器や循環器に重篤な合併症がある場合	鎮静に必要な量の薬剤投与が呼吸抑制，QT延長や重篤な不整脈などを惹起して致死的になることがある
	肝機能や腎機能に重篤な障害がある場合	鎮静のために投与された薬剤が，さらに肝障害を増悪させたり，代謝や排泄の障害によって容易に中毒量に至る
持続点滴や尿道カテーテル留置などの身体治療や身体管理を併行する時	身体疾患の治療のほか，摂水・摂食量が拒絶や興奮のため不十分な場合，あるいは誤嚥の危険を避けるために経口摂取を止めている場合	患者自身によって点滴ルートや留置カテーテルが抜去され，大量の出血や尿道裂傷など深刻な事故に直結する
その他		

投与できないことがある。鎮静できないまま持続点滴や尿道カテーテル留置などの身体治療や身体管理を併行する際，患者自身によって点滴ルートや留置カテーテルが抜去されることは少なくない。これは大量の出血や尿道裂傷など深刻な事故に直結するため極めて危険である。したがって，身体拘束は不可避である。薬物過敏症によって必要な薬剤を投与できない場合も同様である。近年は身体拘束即ち悪という短絡的風潮も見受けられるが，拘束ゼロが原則となっている現場では拘束しなかったための転倒骨折事故のみならず，女性職員が暴力の被害に遭った事例もある。職員の精神的ゆとりを確保できなければ質の良い医療・看護を提供できないということは，机上論の領域では取り上げられないが現場では確信をもって言えることである。

一方で，身体拘束は静脈血栓塞栓症のリスクであり，身体拘束自体が興奮を促すこともあるため，身体拘束を最小限にする努力は必須である[8]。それらは，点滴ルートの走行の工夫や，転倒やベッドからの転落のおそれのある患者などに赤外線センサーやセンサーマットを用いるなどのことがらである。

2) 環境的な配慮

もう1点は，環境からの過剰な刺激などせん妄を増悪させる誘発因子を除くように配慮することである。

具体的には個室など静穏な環境を提供することにより，幻覚や被害的認知などを助長させないようにする。それにより患者の興奮を最小限に留め，結果として過剰な鎮静剤の投与が回避される。また，昼夜のリズムが明瞭な環境の提供も見当識の改善を促すために有用と考えられる（詳細は，「B. 予防」の項を参照）。

2. 薬剤投与（図6）

1) 静穏化（ある程度の鎮静でよいが内服に協力できない場合）

興奮を鎮める必要はあるが静止は必要ない場合，内服に協力できなければhaloperidolの静注（点滴投与も含む）あるいは筋注を行う。量は，年齢・体格などによるが，初回1/5Aから1Aの範囲が一般的であろう。留意すべき副作用は，心室頻拍からtorsade de pointesへの進展，錐体外路症状から嚥下性肺炎への進展，ジストニア，アカシジアである。ジストニアの中でも喉頭ジストニアは知らないと逆の判断をするおそれがあるため注意する必要がある。抗ヒスタミン作用のあるhydroxyzineを混注することは静穏化の補助と錐体外路系副作用のリスク軽減の観点からしばしば行われる。不十分であれば繰り返す。

2.1 静穏化（ある程度の鎮静でよいが内服に協力できない場合）

> haloperidol 1/2〜1A 静注，または筋注
> または
> haloperidol 1/5A〜1A ±hydroxyzine 1A ＋生理食塩水 50 mL 点滴，不十分なら繰り返す

2.2 鎮静（精査のための頭部 CT・MRI 撮影など静止を必要とするが協力が得られない場合

> ① midazolam の静注

◆ 1 A＋生食 18 mL（10倍希釈）
◆ 目視下に SpO$_2$ 監視しながら
  高齢なら 2.5 mL ずつ，数分待つ
  若ければ最初 5 mL，次から 2.5 または 5 mL ずつ
◆ 呼吸抑制時，迅速に拮抗薬を静注できるように
  flumazenil 1A＆アンビューバッグを必ず用意
  flumazenil は最初 2 mL，次から 1 mL
  （半減期が短いため呼吸回復しても安心は禁物）

無効または不十分な場合

> ② haloperidol の静注（1/2〜1A）

あるいは，予め haloperidol 静注の後，①を実施する方が鎮静効果は確実性が増し，midazolam の投与量は少なくできる
（内服可能な状態なら注射剤は通常使用しない）

■図6 静穏化または鎮静の手順

　なお，hydroxyzine は，高齢者における潜在的に不適切な医薬品としてビアーズ基準（Beers criteria）に挙げられている。その理由は強力な抗コリン作用を有するためとのことだが，実際には，開発メーカーですらヒトでのムスカリン・アセチルコリン受容体に対する親和性のデータはない。唯一，存在するのは，ウシ大脳皮質におけるムスカリン受容体への Ki 値が 3,800±100 nM というデータで，客観的には低親和性と考えるのが妥当である[6]。臨床でも hydroxyzine によるせん妄惹起の話題や経験は乏しいため，haloperidol との併用に支障はないと考えられる。

内服に応じる場合は，後述の「D. 治療」の項に準じる。

2) 鎮静（原因精査のための頭部 MRI 撮影など静止を必要とするが協力が得られない場合）

せん妄の機序精査に頭部 CT や MRI 撮影を必要とすることがしばしばある。これらは静止を必要とするため，協力を得られない場合は鎮静を要する。その際の第 1 選択は，拮抗薬 flumazenil が存在するために安全性が高いベンゾジアゼピン系薬剤の静注が妥当と思われる。ただし，ベンゾジアゼピン系はせん妄惹起物質としての側面もあるため，半減期が長い薬剤ではかえって睡眠覚醒サイクルの混乱も含めてせん妄を増悪あるいは長期化させるおそれがある。したがって，例えば MRI なら 30 分程度の検査終了後速やかに効果消退する半減期の短い薬剤が妥当である。特に消失相の半減期を比較した場合，flunitrazepam が 24 時間なのに対して midazolam は 2 時間前後であり，上記の目的に相応しい。ただし，添付文書における効能・効果は，麻酔前投薬，全身麻酔の導入及び維持，集中治療における人工呼吸中の鎮静，歯科・口腔外科領域における手術及び処置時の鎮静とされており，本来，手術室や ICU で用いる薬剤であることを念頭に置く必要がある。一方で，終末期の持続鎮静目的として，日

常的に一般病棟で用いられているのも事実である。用量・用法は，例えば全身麻酔の導入の場合，「0.15〜0.30 mg/kg を静脈内に注射し，必要に応じて初回量の半量ないし同量を追加投与する」と記載されている。しかし，頭部 MRI を撮影する 20 分前後の鎮静ならそれほどの量を要しないことが多い。具体例を図6に示した。重要なことは，血管確保して SpO_2 を目視下で監視しながら，呼吸抑制時には flumazenil 静注による作用拮抗やアンビューバッグによる呼吸補助といった即応可能な態勢で実施することである。また，flumazenil の半減期は短いため，その投与により一旦回復した呼吸が再度抑制方向に傾く危険性を念頭に置いて観察する必要もある。

　ベンゾジアゼピン系薬剤の静注で検査に必要な鎮静が得られない場合，haloperidol を 1/2〜1A 静注する。Haloperidol は，抗コリン作用や活性代謝産物がほとんどないこと，過鎮静や降圧作用が比較的小さいこと，静脈内投与が可能なこと，および静脈内投与では錐体外路症状の発現が少ないこと[7]といった理由から選択される。米国では，haloperidol の静脈内投与は米国食品医薬品局（FDA）で承認されていないにもかかわらず，最も権威ある学術団体の米国精神医学会の指針では臨床的現実性を論理的に解説しつつその有効性を明示している[1]。米国救命医療会議（SCCM）

3. 身体精査を並行

　せん妄の原因，および興奮・徘徊・摂水や摂食量低下といったせん妄由来の疲弊による生理学的異常の探索を並行する[2]。可能な限り静穏化や鎮静の前に実施するのが理想的であるが，前述の通り検査に協力が得られない場合，先に静穏化あるいは鎮静処置せざるをえない。また，臨床現場では客観的な検査結果が判明していく中で，最初にくだした状態像診断への確信あるいは修正がなされていくことも否めない。つまり意識障害が重畳するかどうか微妙な場合は少なくないため，現場では客観的な検査結果と，せん妄自体の状態像診断との間も相補的な関係にあると言える。

1) 器質性因子の検討

　図7にせん妄を惹起しうる機序を列挙した。緊急性の高いものとしては，頭蓋内占拠性病変や脳炎が挙げられる。硬膜下血腫は血管が破れやすくなっているアルコール依存の患者が転倒した際などに発生してせん妄を惹起し，アルコール離脱症状と誤診されることがある。脳挫傷や腫瘍性病変もしばしばせん妄を惹起し，やや特殊であるが，傍腫瘍性辺縁系脳炎のよう

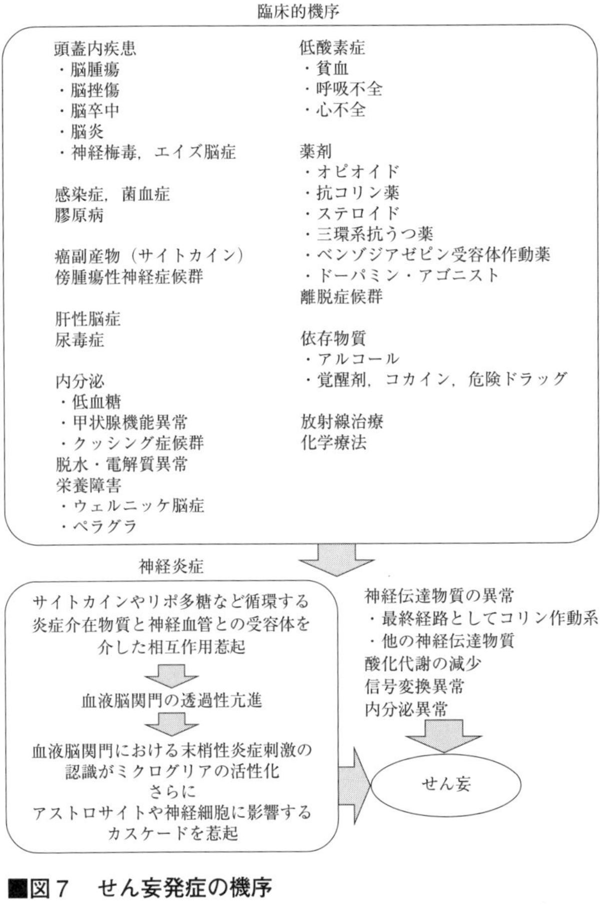

臨床的機序

頭蓋内疾患
・脳腫瘍
・脳挫傷
・脳卒中
・脳炎
・神経梅毒，エイズ脳症

感染症，菌血症
膠原病

癌副産物（サイトカイン）
傍腫瘍性神経症候群

肝性脳症
尿毒症

内分泌
・低血糖
・甲状腺機能異常
・クッシング症候群
脱水・電解質異常
栄養障害
・ウェルニッケ脳症
・ペラグラ

低酸素症
・貧血
・呼吸不全
・心不全

薬剤
・オピオイド
・抗コリン薬
・ステロイド
・三環系抗うつ薬
・ベンゾジアゼピン受容体作動薬
・ドーパミン・アゴニスト
離脱症候群

依存物質
・アルコール
・覚醒剤，コカイン，危険ドラッグ

放射線治療
化学療法

神経炎症

サイトカインやリポ多糖など循環する
炎症介在物質と神経血管との受容体を
介した相互作用惹起

↓

血液脳関門の透過性亢進

↓

血液脳関門における末梢性炎症刺激の
認識がミクログリアの活性化
さらに
アストロサイトや神経細胞に影響する
カスケードを惹起

神経伝達物質の異常
・最終経路としてコリン作動系
・他の神経伝達物質
酸化代謝の減少
信号変換異常
内分泌異常

→ せん妄

■図7　せん妄発症の機序

に，せん妄が腫瘍の前駆症状として出現する場合もある。脳炎の初期症状も，異常な言動などの精神症状であることが珍しくない。しかし，JCS I 桁の意識障害下では会話が表面的には成立することが少なくないた

め，見当識障害の有無を確認して意識障害を見逃さないようにする。全身性の機序も数多くあり，炎症，低酸素症，薬物が代表的である（詳細は，「A. 診断」の項を参照）。

2) 治療薬剤あるいは依存薬物の影響

治療薬剤がせん妄の原因となることも珍しくないため（図7），投与中の薬剤の副作用について添付文書で確認する習慣は重要である。その成り立ちは中毒症状であったり，離脱症状であったり，あるいは低用量であっても個体差でせん妄を呈することがある。治療薬が原因となっていれば中止することが基本であるが，ステロイドのように中断できないこともある。その場合は継続しつつ，せん妄治療を行う。リチウム投与中のせん妄は躁状態の悪化と誤らないように留意し，リチウム中毒の可能性を考えて精査・治療する必要がある。昏睡，錯乱，けいれん発作などの症状（中等症〜重症）が認められたら，血中リチウム濃度をあてにせずに，症状が消失するまで繰り返し血液透析法を施行する[10]。また，バルプロ酸とバルビツール酸系薬剤を長期併用すると高アンモニア血症をきたしてせん妄を呈することがあるが[11]，このような併用の問題にも留意する必要がある。

覚醒剤などの違法薬物の乱用は，せん妄であった

り，意識障害を伴わない幻覚妄想状態や興奮状態であったりと様々であるが，意識障害関連の状態をしばしば惹起する。覚醒剤の急性中毒状態では交感神経系が過剰な活動状態にあるため著しい脱水を呈し横紋筋融解を伴うことが珍しくない。その場合，急性腎不全に至る可能性があるため，かなり急速な補液による脱水の改善が必要である[10]。著しい脱水下で鎮静処置を行うと急性腎不全の危険性を上げる。アルコールの離脱せん妄の場合もそれに近い。また torsade de pointes などの心室頻拍の危険性が通常より高いことが指摘されているため[4]，特に haloperidol を非経口的に高用量投与する際には心電図による不整脈の監視が必要である。依存あるいは乱用物質のうち，麻薬は通報義務が生じるため留意する。

3) 必要な検査項目

以上に列挙したせん妄の原疾患を見逃さないために，急性発症か，症状の日内変動はあるか，服用中の薬剤は何か，アルコール依存や薬物乱用はないかなどの要点を押さえた病歴を取ることが重要である。そして，たとえ会話が一見成立するように感じられても，見当識を確認するといった意識水準の正確な評価が重要である。患者本人のみが搬送されてきて言語的な接触が困難な場合，社会適応状況がわかりにくいため意

識変容状態よりに診断を留保して身体精査がなされることになる。緊急の血液生化学検査は必須であり，頭部CTやMRIといった画像診断も頭蓋内病変を否定できない限り行う。髄膜脳炎が疑われる場合は禁忌事項に留意しつつ髄液検査を行い，意識水準の客観的評価法として脳波検査も有用である。

4. 観察と身体管理

せん妄患者の治療経過を追う際の観察項目としては，行動の逸脱，幻視などを背景にした異常な発言，見当識障害，睡眠覚醒サイクルの異常，摂食量の低下，バイタルサインなどの推移が必須である。また，SpO_2や炎症反応の推移[3]も有用である。炎症反応は日常臨床ではCRPが簡便な指標である。

意識の曇りが1日の大半を占めていたり，興奮や攻撃性に伴う行動の逸脱が顕著な場合，水中毒などの病態を除けば水分や食事摂取量が不十分になっていることが多い。また，意識の曇りが存在する状態での経口摂取は嘔吐による窒息や嚥下性肺炎の危険性を上げるため勧められない。さらに，このような状態では副作用の出現リスクが高まるおそれがある。このため，輸液などの身体治療が適切に施される必要がある。輸液のための静脈ルート確保は，haloperidolの経静脈的

投与を可能にし，それは疼痛をもたらさない利点がある。しかし，せん妄治療の注射剤は事実上 haloperidol しかないため，胃管留置による内服薬投与可能な状態に移行させる方が治療の選択肢は格段に増える。一方で，胃管はそれ自体，嚥下性肺炎のリスクを上げる可能性がある。そして，いずれの方法も，抜去防止のための行動制限を併行しなければならないことが少なくない。したがって，日々変化する状態を総合的に判断し，管理の方法と水準を更新していく必要がある。

■文献
1) American Psychiatric Association (1999) Practice guideline for the treatment of patients with delirium. Am J Psychiatry 156 (suppl): 1-20
2) Hatta K et al (1998) Abnormal physiological conditions in acute schizophrenic patients on emergency admission: Dehydration, hypokalemia, leukocytosis and elevated serum muscle enzymes. Eur Arch Psychiatry Clin Neurosci 248: 180-8
3) Hatta K et al (2014) The predictive value of a change in natural killer cell activity for delirium. Prog Neuropsychopharmacol Biol Psychiatry 48: 26-31
4) Hunt N et al (1995) The association between intravenous haloperidol and Torsades de Pointes. Psychosomatics 36: 541-9
5) Jacobi J et al (2002) Clinical practice guidelines for the sustained use of sedatives and analgesics in the critically

ill adults. Crit Care Med 30: 119-41
6) Kubo N et al (1987) Antimuscarinic effects of antihistamines: Quantitative evaluation by receptor-binding assay. Jpn J Pharmacol. 43: 277-82
7) Menza MA et al (1987) Decreased extrapyramidal symptoms with intravenous haloperidol. J Clin Psychiatry 48: 278-80
8) 日本総合病院精神医学会教育・研究委員会編（2006）静脈血栓塞栓予防指針 日本総合病院精神医学会治療指針2，星和書店
9) 日本総合病院精神医学会教育・研究委員会編（2007）身体拘束・隔離の指針 日本総合病院精神医学会治療指針3，星和書店
10) 日本総合病院精神医学会治療戦略検討委員会編（2008）急性薬物中毒の治療指針 日本総合病院精神医学会指針4．星和書店
11) 武井満（1983）抗けいれん剤による高アンモニア血症と窒素代謝の異常−重症心身障害のてんかん患者について．精神経誌 85: 71-82

D 治療

1. せん妄治療に抗精神病薬を使う合理性

　せん妄の治療は,適応をもつ薬剤がないことから,長年,現場の医師の経験に基づく裁量で行われてきた。ようやく1996年に最初のランダム化臨床試験（RCT）でlorazepamを対照に抗精神病薬の有効性が実証され[4],少しずつ質の高い研究報告が発表されるようになった。2010年には,Devlinら[7]およびTahirら[26]によって相次いでプラセボ対照のRCTでquetiapineの有効性が報告され,初めて抗精神病薬がせん妄の治療に本当に貢献していることが高い水準で実証された。

　それでも,2005年に米国食品医薬品局（FDA）から発せられた「非定型抗精神病薬を高齢の認知症患者の行動障害の治療に用いることはその死亡率の増加につながる」という警告は,現場を萎縮させてきた[29]。ところがこの警告の基になっていると推定される15報のRCTのうち11報はナーシングホームで,4報は

外来で実施されたものである[24]。つまり医療の薄い現場における成果であるにもかかわらず、精神科医がせん妄治療を管理する濃厚な医療の現場にまで影響を及ぼす理不尽な状況になったのである。

この警告と現場感覚との乖離を検証するために、2011年10月から2012年9月の1年間、日本総合病院精神医学会は、全国33の常勤精神科医のいる一般病院（大学病院を含むいわゆる総合病院）でせん妄に対する抗精神病薬投与の実態を前向きに調査した[11]。その結果、2,453例のうち、risperidoneを投与された症例が34％で首位であったが、quetiapineは32％とそれに迫る勢いであった。Haloperidolは、内服できない場合の唯一の手段であるため、20％と第3位に位置していた。この研究の第一の目的は、一般病院における精神科医管理下では、せん妄に対する抗精神病薬のリスクはそれほど高くないのではないかという仮説検証であった。22例（0.9％）に重篤な有害事象が発生したが、その多くを占めた嚥下性肺炎（17例）のうち11例は副作用の可能性が低く、2番目に多かった心血管イベント（4例）のうちの1例は再投与でその有害事象が再現されず副作用を否定された。したがって、副作用の可能性を除外できない症例に限定すれば10例（0.4％）という結果であった。それに対して効果面では、Clinical Global Impressions-Improvement(CGI-I)スコアの平均が 2.02(SD 1.09)と "Much improved" の水準で，54％の症例が 1 週間以内にせん妄を収束できていた。このように，適切な管理下では，抗精神病薬はせん妄に対して著明な効果を示し，リスクは非常に小さい実態が明らかになった。

1 週間を超えてせん妄が遷延した患者群（1,121 例）は，1 週間以内にせん妄が収束した群（1,332 例）に比べて，オピオイド投与の割合が有意に大きく（22％対 15％，$P<0.0001$），低活動型せん妄の割合が有意に大きく（10％対 5％，$P<0.0001$），CGI-I は有意に高く（改善が小さい：$2.48±1.11$ 対 $1.65±0.93$，$P<0.0001$），錐体外路症状の出現頻度が高く（8.2％対 3.4％，$P<0.0001$），死亡率も高かった（21％対 11％，$P<0.0001$）。それにもかかわらず重篤な有害事象の出現率はともに 0.9％（10 例対 12 例）で差がなかった[11]。これは，遷延するせん妄の危険因子や予後不良さの一般論を追認する一方で，抗精神病薬の副作用が予後を左右するわけではないことを示唆する。特に，抗精神病薬投与の長期化と錐体外路症状の出現頻度との関連は嚥下性肺炎の増加につながることが推測されたが，実際にはそうならなかった。Heymann らは，むしろせん妄治療の遅れが肺炎増加，さらには死亡増加に関連したことを報告している[13]。これらの知見は，適切な観察下では，せん妄治療は積極的に行われ

るべきであることを示唆している。

　なお，2011年9月，厚生労働省から，quetiapine, haloperidol, perospirone, risperidone の適応外使用について「処方を審査上認める」という通知が出された[18]。これは，製薬会社の適応拡大のための治験意欲をそぐ面もあったが，現場がやりやすくなったのは間違いない。ただし，この4剤のみが選ばれた理由は不明瞭である。

2. 薬物療法に関する先行研究

　治療に使いうる向精神薬11種について，PubMed において，検索語：delirium および当該薬剤名，フィルター：Clinical trial, 2015年2月28日までの期間，Humans, English の設定にて検索した。結果は表13に示した。抽出した文献のうち，一次スクリーニング，二次スクリーニングを経て，ランダム化臨床試験，および一定期間における連続症例の前向き観察研究のみを引用文献とした（表14, 15）。

　これらを基にエビデンスの強さの順に列挙すると，haloperidol, risperidone, quetiapine, olanzapine となる。その後に，前向き観察研究1件ずつの perospirone, aripiprazole, mianserin, エビデンスがない blonanserin, tiapride, trazodone, mirtazapine となる。

D. 治療

■表13　PubMedによる先行研究検索の結果一覧

	総検索数	他の情報源からの追加数	1次スクリーニングした数（表題・抄録から）	2次スクリーニングした数（Full-textを評価）	引用する文献数（RCT，前向き観察）
Risperidone	19	0	19	12	8 (4, 4)
Olanzapine	14	0	14	6	4 (3, 1)
Quetiapine	11	0	11	9	5 (3, 2)
Perospirone	1	0	1	1	1 (0, 1)
Aripiprazole	3	0	3	2	1 (0, 1)
Blonanserin	0	0	0	0	0
Haloperidol	52	0	52	13	7 (6, 1)
Tiapride	3	0	3	0	0
Trazodone	5	0	5	1	0
Mianserin	4	0	4	2	1 (0, 1)
Mirtazapine	3	0	3	0	0

せん妄治療に使いうる向精神薬11種について，PubMedにおいて，検索語：deliriumおよび当該薬剤名，フィルター：Clinical trial, 2015年2月28日までの期間，Humans, Englishの設定にて検索した．二次検索にて除外した理由は次のとおりである．
Risperidone, 4件：Subsyndromal deliriumからせん妄への進展予防，恣意的な割付けで連続症例でない，後ろ向きの7例報告，非せん妄
Olanzapine, 2件：恣意的な割付けで連続症例でない，予防RCTからせん妄リスク検討した二次解析
Quetiapine, 4件：恣意的な割付で連続症例でない，二次解析，DRS-R98韓国版のカットオフ値は21.5であるが対象となった2群のbaseline平均がそれぞれ10.5と10.1，J Med Assoc Thaiは取り寄せ不能（N=17の観察研究）
Aripiprazole, 1件：Haloperidol併用なのに有効と過大評価
Haloperidol, 6件：不連続10例報告，恣意的な割付け連続症例でない，Ondasetronの研究，Dexmedetomidineの研究，標準治療 vs. 早期発見早期治療，対象17例中せん妄は3例のみ
Trazodone, 1件：ベンゾジアゼピン系併用など判定不能
Mianserin, 1件：RCTとの記載ながら方法が不明瞭で内容に矛盾

しかし，禁忌事項，半減期や錐体外路症状の出現のしやすさなど薬理学的特性を考慮すると，この順に沿った推奨というわけにはいかない．

■表14 せん妄治療のRCT一覧

第1著者	Breitbart W
発表年	1996
デザイン	DB-RCT
対象	入院・AIDS
介入	HAL, CP
対照	LZP
観察期間(日)	
登録患者数	30
中断数	
効果指標	DRS
結果	LZP群は早期に継続断念し,HAL対CPの割付けに変更
副作用	LZP群6例全例副作用で継続不能
備考	

第1著者	Skrobik YK
発表年	2004
デザイン	pseudo-RCT
対象	ICU
介入	OLZ
対照	HAL
観察期間(日)	5
登録患者数	80
中断数	7
効果指標	Delirium Index
結果	ANOVA time effect $P=0.02$, group effect $P=0.83$, interaction effect $P=0.64$
副作用	重篤なし
備考	奇数・偶数日割付け準ランダム化のため,Nの偏り大

第1著者	Han C
発表年	2004
デザイン	DB-RCT
対象	入院・身体疾患
介入	RIS
対照	HAL
観察期間(日)	7
登録患者数	28
中断数	4
効果指標	MDAS
結果	MDAS13未満を反応と定義し,42%対75%,$P=0.11$
副作用	重篤なし
備考	

(↗)

(表14 続き)

第1著者	Kim S
発表年	2010
デザイン	RB-RCT
対象	入院・身体疾患
介入	OLZ
対照	RIS
観察期間(日)	7
登録患者数	32
中断数	2
効果指標	DRS-R98
結果	73.3％対64.7％，$P=0.712$だが，RISは70才以上は未満より反応不良
副作用	重篤なし
備考	

第1著者	Tahir TA
発表年	2010
デザイン	DB-RCT
対象	入院・身体疾患
介入	QTP
対照	pla
観察期間(日)	30
登録患者数	42
中断数	13
効果指標	DRS-R98
結果	plaよりDRS-R98の改善が82.7％早かった
副作用	重篤なし
備考	

第1著者	Devlin JW
発表年	2010
デザイン	DB-RCT
対象	ICU
介入	QTP
対照	pla
観察期間(日)	10
登録患者数	36
中断数	0
効果指標	収束までの時間
結果	平均1日対4.5日，$P=0.001$
副作用	重篤なし
備考	頓用HAL注射

(↗)

(表14 続き)

第1著者	Grover S
発表年	2011
デザイン	RB-RCT
対象	入院・身体疾患
介入	OLZ, RIS
対照	HAL
観察期間(日)	6
登録患者数	74
中断数	10
効果指標	DRS-R98
結果	day 6 の DRS-R98 が 10 未満の割合比較, $P=0.906$
副作用	重篤なし
備考	

第1著者	Yang J
発表年	2012
デザイン	RB-RCT
対象	入院・身体疾患
介入	Light+RIS
対照	RIS
観察期間(日)	5
登録患者数	36
中断数	0
効果指標	DRS
結果	time-by-treatment group interaction, $P=0.025$
副作用	不明
備考	

第1著者	Maneeton B
発表年	2013
デザイン	DB-RCT
対象	入院・身体疾患
介入	QTP
対照	HAL
観察期間(日)	7
登録患者数	52
中断数	0
効果指標	DRS-R98
結果	−22.9 (6.9) 対 −21.7 (6.7), $P=0.59$；79.2% 対 78.6%, $P=0.97$
副作用	重篤なし
備考	

(↗)

(表14 続き)

第1著者	Atalan N
発表年	2013
デザイン	RB-RCT
対象	入院・心臓手術後
介入	morphine
対照	HAL
観察期間(日)	max10
登録患者数	53
中断数	0
効果指標	RASS
結果	鎮静が目的，2時間時点で morphine が鎮静早い，$P=0.042$
副作用	重篤なし
備考	

DB-RCT, double blinded randomized clinical trial; RB-RCT, rater-blinded RCT

CP, chlorpromazine; HAL, haloperidol; LZP, lorazepam; OLZ, olanzapine; pla, placebo; QTP, quetiapine; RIS, risperidone

DRS, Delirium Rating Scale; DRS-R98, DRS Revised-98; Light, bright light therapy; MDAS, Memorial Delirium Assessment Scale; RASS, Richmond Agitation and Sedation Scale

■表15 せん妄治療の前向き観察研究一覧

第1著者	Uchiyama M
発表年	1996
デザイン	前向き観察
対象	入院・老年精神ユニット
薬	MIA
投与量	10-90（30以下が多い）
観察期間（日）	28
登録患者数	62
中断数	0
効果指標	DRS
有効率（％）	79
副作用	重篤なし
備考	週1回の評価では自然経過との違いがわからない

第1著者	Breitbart W
発表年	2002
デザイン	前向き観察
対象	入院・がん
薬	OLZ
投与量	6.3（0.52; 2.5-20）
観察期間（日）	7
登録患者数	82
中断数	3
効果指標	MDAS
有効率（％）	76
副作用	重篤なし
備考	有効の指標はせん妄収束

第1著者	Horikawa N
発表年	2003
デザイン	前向き観察
対象	入院・身体疾患
薬	RIS
投与量	1.7（0.9, 0.5-3.0）
観察期間（日）	
登録患者数	10
中断数	0
効果指標	DRS
有効率（％）	50
副作用	重篤なし
備考	50％以上減少を有効と定義；21％以上改善が指標なら80％有効

(↗)

(表15 続き)

第1著者	Sasaki Y
発表年	2003
デザイン	前向き観察
対象	入院・外来・身体疾患
薬	QTP
投与量	最高平均63.5（44.4）
観察期間（日）	
登録患者数	12
中断数	0
効果指標	DRS-J
有効率（％）	100
副作用	重篤なし
備考	2例はDRSの変化が3のみ

第1著者	Kim KY
発表年	2003
デザイン	前向き観察
対象	入院・身体疾患
薬	QTP
投与量	93.75（23.31）
観察期間（日）	90
登録患者数	12
中断数	11
効果指標	DRS
有効率（％）	100
副作用	重篤なし
備考	中断の1例は1M以降3M以内のfollow期にQTPと無関係の心筋梗塞で死亡

第1著者	Parellada E
発表年	2004
デザイン	前向き観察
対象	入院・身体疾患
薬	RIS
投与量	2.6（1.7）
観察期間（日）	7
登録患者数	64
中断数	0
効果指標	DRS
有効率（％）	90.6
副作用	重篤なし
備考	有効は72h以内にDRS13未満と定義

（↗）

(表15 続き)

第1著者	Mittal D
発表年	2004
デザイン	前向き観察
対象	入院・身体疾患
薬	RIS
投与量	1.35（0.13）
観察期間（日）	6
登録患者数	10
中断数	2
効果指標	DRS
有効率（%）	50
副作用	2例中止
備考	DRSカットオフ13未満を指標，中止は低血圧と過鎮静

第1著者	Takeuchi T
発表年	2007
デザイン	前向き観察
対象	入院・身体疾患
薬	PRS
投与量	10.0（5.3）
観察期間（日）	最低7
登録患者数	38
中断数	0
効果指標	DRS-R98
有効率（%）	86.8
副作用	重篤なし
備考	27例（71.1%）著明改善（DRS-R98 50%超），6例（13.2%）中等度改善（25-50%改善）

第1著者	Boettger S
発表年	2011
デザイン	前向き観察
対象	入院・がん
薬	ARP
投与量	18.3（5-30）
観察期間（日）	7
登録患者数	21
中断数	0
効果指標	MDAS
有効率（%）	76.2
副作用	重篤なし
備考	有効率：低活動型100%，過活動型58.3%

（↗）

(表15 続き)

第1著者	Kishi Y
発表年	2012
デザイン	前向き観察
対象	入院・がん
薬	RIS
投与量	1.4（1.3）
観察期間（日）	7
登録患者数	29
中断数	0
効果指標	DRS-R98
有効率（％）	48
副作用	重篤なし
備考	25％以上減少を反応と定義

第1著者	Crawford GB
発表年	2013
デザイン	前向き観察
対象	ホスピス・緩和病棟
薬	HAL
投与量	2.1（1.6, 0.5-8）
観察期間（日）	14
登録患者数	119
中断数	16
効果指標	NCI CTCAE
有効率（％）	35.2
副作用	7例中止（5傾眠、2筋強剛）
備考	NCI CTCAE 1点減少を有効と定義

ARP, aripiprazole; HAL, haloperidol; LZP, lorazepam; MIA, mianserin; OLZ, olanzapine; PRS, perospirone; QTP, quetiapine; RIS, risperidone
DRS, Delirium Rating Scale; DRS-R98, DRS Revised-98; MDAS, Memorial Delirium Assessment Scale; RASS, Richmond Agitation and Sedation
NCI CTCAE, the National Cancer Institute's Common Toxicity Criteria for Adverse Events Likert scales

3. 一般病院連携精神医学専門医あるいは特定指導医によるエキスパート・コンセンサス（コンジョイント分析）

　そこで，一般病院連携精神医学専門医あるいは特定指導医によるエキスパート・コンセンサスを作成するべく，模擬症例を用いたコンジョイント分析を実施した。内服薬の使用が自然な状況では，年齢，糖尿病，腎機能障害，せん妄の活動型，せん妄の出現時間の5属性を水準2段階に分け，向精神薬の一般名の集合（先行研究を検索した11剤およびchlorpromazine, levomepromazine, ramelteonの計14剤）からせん妄治療に最適な1剤を選択した。注射製剤の使用に限定される状況では，糖尿病，静脈ライン，せん妄の活動型の3属性を水準2段階に分け，向精神薬の一般名の集合（olanzapine筋注, haloperidol静注, haloperidol筋注, chlorpromazine筋注, levomepromazine筋注, flunitrazepam静注＋haloperidol静注の計6種）からせん妄治療に最適な1剤を選択した。直交表による属性と要因の組み合わせから計12症例を呈示し，該当者560名のうち154名から回答を得た（回収率27.5％）。

　得られた結果の概要は次のとおりである。

内服薬の使用が自然な状況(例:経鼻胃管あるいは胃瘻も含めて内服薬使用可能):

☑一部の例外を除き,過活動型/混合型せん妄の場合,50%以上の専門医は,risperidoneを第1選択薬として推奨していた。

☑過活動型/混合型せん妄かつ糖尿病がない場合,50%以上の専門医は,quetiapineを第1選択薬として推奨していた。

☑低活動型せん妄の場合,50%以上の専門医が推奨する第1選択薬はない。

注射製剤の使用が自然な状況(例:消化管疾患の術後,嚥下困難,拒薬など):

☑過活動型/混合型せん妄の場合,50%以上の専門医は,haloperidol静注を第1選択薬として推奨していた。

☑低活動型せん妄の場合,50%以上の専門医が推奨する第1選択薬はない。

4. 総合的な推奨

1) 推奨される抗精神病薬

　以上に述べた各薬剤のエビデンスの強さ,エキスパ

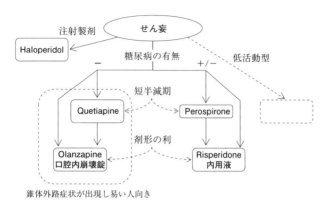

■図8　せん妄に対する薬物療法アルゴリズム

ート・コンセンサス，各薬剤の薬理学的特性を総合してアルゴリズムを作成した（図8）。

　液剤のある risperidone や口腔内崩壊錠のある olanzapine は服用させやすいことが実務上有利である。特に口腔内崩壊錠は，多少の拒絶があっても完全には唾棄されないこと，食道癌のように通過障害があっても投与の支障になりにくいことがせん妄臨床における利点である。この2剤を直接比較した RCT の結果によると，70歳以上では risperidone より olanzapine の方が優ったとのことである[16]。しかし解析された対象患者数が少ないことなどから結論的ではない。一方，せん妄臨床にとって不利な点として，この2剤とも，半減期が長いことが挙げられる。特に高齢者では，半減期の長さが睡眠覚醒サイクルの障害につ

ながることがある。したがって高齢者には，quetiapine や perospirone といった半減期の短い抗精神病薬が初回投与に向いている。実際，先に紹介した33の総合病院における1年間の抗精神病薬使用の前向き調査でも，olanzapine を投与された患者は有意に若く，オピオイド投与中の割合が大きく，等価換算で有意に高用量が使われており，olanzapine は，軽症でないあるいは単純でないせん妄に選択されていたことが窺われる[10]。一方，投与された年齢平均が最も高かったのは perospirone で，quetiapine がそれに次いだ。当然ながら認知症の併存率も同じ順位であり，両剤とも抗精神病薬を特に慎重に投与したい患者群に選択されていたことが窺われる。

わが国では olanzapine および quetiapine は糖尿病に禁忌とされている。その根拠は科学的に明瞭とは言えず，臨床上も議論があり，わが国以外でこの禁忌に追従している国はない。しかし，これらの薬を投与中の糖尿病患者に不測の事態が発生した場合，添付文書に明記されている以上，患者側はこの禁忌事項を無関係であっても俎上に載せて，医療側はその説明に多大な時間と労力を割かざるを得なくなるであろう。不合理あるいは不条理と思われるかもしれないが，広い意味でのリスク管理の視点が必要である。

これら4剤の抗精神病薬に次ぐ使用頻度の aripiprazoleは,有意に女性に投与される比率が高く,低活動型せん妄に投与される割合が大きかった[11]。これらの結果はaripiprazoleの鎮静作用のなさに関連すると推測されるが,それが実際に合理的なのか現時点では不明である。

Quetiapine, perospirone, risperidone, olanzapineの4剤は,薬力学的特性や半減期の差異が明瞭であり,現場での経験上もそれらを実感できる。そして,翌日には結果を出してほしいという一般病院の現場で,効果の確実性も期待できる。したがって,現時点ではこの4剤の使い分けができれば他科からの期待に相当に応えられると思われる。

Haloperidolの注射製剤は未だに必須であるが,錐体外路症状の出現のしやすさは嚥下性肺炎の危険性を上げたり,抗コリン薬を必要としてかえってせん妄が増悪したりする可能性を孕む。したがって,内服可能となり次第haloperidolから第二世代抗精神病薬に切り替えようとするのが現場的標準と思われる。

その他に薬剤の種類の選択に関して考慮することを次に挙げる。過活動型あるいは混合型では静穏化が重要であるため,静穏化作用の明瞭な薬剤の選択が必要になる。同様に暴力や器物損壊などの危険行為がある場合,静穏化作用の明瞭な薬剤が必要になる。オピオイドやステロイドはせん妄を長期化させる物質である

ため，半減期の長い薬剤が必要になることが多い。せん妄が終日出現する場合，半減期の長い薬剤が必要になる。言うまでもないが，chlorpromazine や levomepromazine などのフェノチアジン系薬剤は，抗コリン作用によりせん妄を増悪させるおそれがあること，半減期が長く鎮静作用が強いために過鎮静となって睡眠覚醒サイクルの障害を助長することから，せん妄に対して使用を避けるのが一般的である。

2) 抗精神病薬の投与量

　高齢者では初回通過効果の低下による生体利用率の上昇，薬物代謝能の低下，腎排泄能の低下がある。このため，高齢者には半減期の短い薬剤からの開始が望ましい。体重が低いと水分量，脂肪量ともに小さいため，低用量からの開始が望ましい。腎機能障害では排泄が遅延するため，Web 公開されている CKD ガイドを参照しながら投与量を調整する必要がある。

　初回投与量は可能な限り必要最小量を狙って設定し，効果不十分な場合には同量〜倍量の追加を不穏時指示として繰り返し，翌日の投与量はそれを参考に決定する。定時投与の時間は，原則，夕方以降とし，睡眠覚醒サイクルの改善を図る，あるいは睡眠覚醒サイクルに対する悪影響を避ける。

　必要最小量とは，例えば 90 歳を超えるような超高

齢者に，半減期の短い quetiapine を選択し，かつ 25 mg 錠を半分に割って 12.5 mg を投与するといった水準である。当然ながら患者の体格やせん妄の程度と全身状態を総合的に判断して投与量を決めることが重要で，少なすぎて効果を出せなければ現場スタッフの信用を失う。Haloperidol の注射製剤の投与量は，救急対応の項で述べたとおりである。

　抗精神病薬の切替えの際の量の調節は，抗精神病薬の等価換算に関するコンセンサスが目安になる[8]。ただし，このコンセンサスは統合失調症治療を念頭に置いたものであるため，短期的な投与になるせん妄治療にそのまま当てはめられるわけではない。しかし，risperidone 1.5 mg が olanzapine 5 mg あるいは quetiapine 150 mg に相当するというのはある程度の参考になる。経験上は，多元受容体標的化抗精神病薬（MARTA）と呼ばれている後二者の方がこの換算量より少量でせん妄に対処できることが多く，例えば，risperidone の液剤 1 mg から quetiapine に切替える際，上記の換算どおりの 100 mg より低い 50〜75 mg にして観察する方が望ましいように思われる。不足すれば不穏時指示として追加すればよい。

　なお，不穏時指示の際の量は，定時設定と同量を複数回，あるいは 1 回目追加は同量，2 回目追加は倍量といった設定を状況に応じて使い分ける。不穏で内服

拒否の場合は,「C. 救急対応」の「1) 静穏化」を参照されたい。

3) 拒薬の場合

　注射剤の点滴および液剤を投与する方法がある。拒薬のために液剤を投与せざるをえない場合,通常患者の飲食物に混入させる。そのような投与法について家族への説明は必要である。家族と連絡が取れず,深い理解が得られるほど意識清明になる状態がない場合は,救命医療行為と同じく医学的緊急事態における暗示された同意（implied consent）という一般的な法の概念を用いてこの医療行為を実施する[1]。認知機能の低下した状態に注射を強いて興奮を助長させるより,液剤を用いて患者の不快感を惹起させない方が,その後の治療が円滑である。

　使用可能な液剤は,抗精神病薬では risperidone と haloperidol,気分安定薬では sodium valproate がある。なお,この概念を外来での閉居相談などにおける無診察投薬に広げてはならない。

　また,olanzapine の口腔内崩壊錠は,瞬時に溶けて唾棄しにくいため,口唇の内側に挿入できれば効果的である。

4) 抗精神病薬の使用を避けたい場合

心室頻拍が出現しやすい患者などには，抗精神病薬を投与しにくい。その場合，エビデンスの面からは，治療の前向き観察研究が1報ある mianserin，あるいは，せん妄予防のRCTで効果が実証されている gabapentin[19] や ramelteon[12] が候補になるかもしれない。経験上は，gabapentin が比較的良いように思われるが，いずれも抗精神病薬ほどではないため，2剤併用など工夫せざるをえないことが多い。パーキンソン病では haloperidol が禁忌とされていることにも留意する必要がある（「E. 特定の病態におけるせん妄治療」の項参照）。

5. 他科との連携，患者・家族への説明

1) 他科との連携

他科との連携を醸成する唯一の方法は，すぐ現場に足を運ぶことである。そしてたいていの症例は1日で治めることである。さらに，その後も看護スタッフとのコミュニケーションを十分に取りつつ，毎日の診察で副作用をモニターする。これは，いくらチーム医療といっても，抗精神病薬の効果も副作用も十分にわかっている精神科医にしかできない。この単純な作業が，他科や病棟スタッフとの信頼関係の基本である。

毎日夕方まで外来に追われて病棟回診はできないという現場もあろう。しかし，せん妄は在院日数を延長するため，せん妄に対する適切な対処はそれを防ぐ意味で病院経営にも貢献する。この点を病院管理者に繰り返し強調して，精神科医が毎日病棟の患者を十分診察できる時間を確保することが重要である。

2) 患者・家族への説明

本人の意識が比較的清明な時に説明を試みるが，家族の理解が重要である。せん妄の臨床像と，特に高齢者では頻繁に起こる精神症状であること，原因・誘因となっている器質因子，薬物・薬剤因子，環境因子について説明する。

家族には，いったんは回復可能な場合も多いとは伝えつつ，楽観的なことは言うべきでない。特に認知症が背景に存在すると，治療に難渋することは珍しくないこと，入院中のせん妄の出現はしばしば生命予後不良の兆候であることも必要に応じて説明する。

治療法については，身体疾患が原因ならその治療を，薬物・薬剤が原因となっているならその中止をするのが本質的であるが，そうしたからといって即座に症状が消褪するわけではない。また，原因が不明瞭の場合も多く，原因薬剤を中止できない状況も少なくない。したがって，せん妄全般に効果が実証されている

抗精神病薬による治療が勧められることを説明する。

在宅の場合，特に家族に対しては，高齢者では嚥下性肺炎などに関連して若干死亡リスクが上昇することが指摘されている旨説明し，せん妄が消褪しない場合の暴力や事故のリスクを勘案して，家族が耐えうるかどうかも含めて薬物療法を実施するか選択してもらう。入院中のせん妄発生例では，他患への危害や迷惑といった問題も加わるため，その点も家族に十分説明して薬物療法への理解を得る。理解が得られない場合，個室で家族に患者と泊まってもらい，実際に経験してもらうのが効果的である。

せん妄が出現している患者へのケアは，せん妄予防の非薬物療法的なアプローチと重なる。

■文献
1) American Psychiatric Association (1999) Practice guideline for the treatment of patients with delirium. Am J Psychiatry 156 (suppl): 1-20
2) Atalan N et al (2013) Morphine is a reasonable alternative to haloperidol in the treatment of postoperative hyperactive-type delirium after cardiac surgery. J Cardiothorac Vasc Anesth 27: 933-8
3) Boettger S et al (2011) An open trial of aripiprazole for the treatment of delirium in hospitalized cancer patients. Palliat Support Care 9: 351-7
4) Breitbart W et al (1996) A double-blind trial of haloperidol, chlorpromazine, and lorazepam in the treatment of

delirium in hospitalized AIDS patients. Am J Psychiatry 15: 231-7
5) Breitbart W et al (2002) An open trial of olanzapine for the treatment of delirium in hospitalized cancer patients. Psychosomatics 43: 175-82
6) Crawford GB et al (2013) Pharmacovigilance in hospice/palliative care: Net effect of haloperidol for delirium. J Palliat Med 16: 1335-41
7) Devlin JW et al (2010) Efficacy and safety of quetiapine in critically ill patients with delirium: A prospective, multicenter, randomized, double-blind, placebo-controlled pilot study. Crit Care Med 38: 419-27
8) Gardner DM et al (2010) International consensus study of antipsychotic dosing. Am J Psychiatry 167: 686-93
9) Grover S et al (2011) Comparative efficacy study of haloperidol, olanzapine and risperidone in delirium. J Psychosom Res 71: 277-81
10) Han C et al (2004) A double-blind trial of risperidone and haloperidol for the treatment of delirium. Psychosomatics 45: 297-301
11) Hatta K et al (2014) Antipsychotics for delirium in the general hospital setting in consecutive 2,453 inpa-tients: A prospective observational study. Int J Geriatr Psychiatry 29: 253-62
12) Hatta K et al (2014) Preventive effects of ramelteon on delirium: A randomized placebo-controlled trial. JAMA Psychiatry 71: 397-403
13) Heymann A et al (2010) Delayed treatment of delirium increases mortality rate in intensive care unit patients. J Int Med Res 38:1584-95
14) Horikawa N et al (2003) Treatment for delirium with

risperidone: Results of a prospective open trial with 10 patients. Gen Hosp Psychiatry 25: 289-92

15) Kim KY et al (2003) Treatment of delirium in older adults with quetiapine. J Geriatr Psychiatry Neurol 16: 29-31

16) Kim S et al (2010) Risperidone versus olanzapine for the treatment of delirium. Hum Psychopharmacol Clin Exp 25: 298-302

17) Kishi Y et al (2012) Treatment of delirium with risperidone in cancer patients. Psychiatry Clin Neurosci 66: 411-7

18) 厚生労働省 (2011) 平成23年9月28日厚生労働省保険局医療課長通知 (保医発0928第1号)

19) Leung JM et al (2006) Pilot clinical trial of gabapentin to decrease postoperative delirium in older patients. Neurology 67: 1251-3

20) Maneeton B et al (2013) Quetiapine versus haloperidol in the treatment of delirium: A double-blind, randomized, controlled trial. Drug Des Devel Ther 7: 657-67

21) Mittal D et al (2004) Risperidone in the treatment of delirium: Results from a prospective open-label trial. J Clin Psychiatry 65: 662-7

22) Parellada E et al (2004) Risperidone in the treatment of patients with delirium. J Clin Psychiatry 65: 348-53

23) Sasaki Y et al (2003) A prospective, open-label, flexible-dose study of quetiapine in the treatment of delirium. J Clin Psychiatry 64: 1316-21

24) Schneider LS et al (2005) Risk of death with atypical antipsychotic drug treatment for dementia: meta-analysis of randomized placebo-controlled trials. JAMA 294: 1934-43

25) Skrobik YK et al (2004) Olanzapine vs haloperidol: Treating delirium in a critical care setting. Intensive Care Med 30: 444-9
26) Tahir TA et al (2010) A randomized controlled trial of quetiapine versus placebo in the treatment of delirium. J Psychosom Res 69: 485-90
27) Takeuchi T et al (2007) Perospirone in the treatment of patients with delirium. Psychiatry Clin Neurosci 61: 67-70
28) Uchiyama M et al (1996) Efficacy of mianserin on symptoms of delirium in the aged: An open trial study. Prog Neuropsychopharmacol Biol Psychiatry 20: 651-6
29) US Food and Drug Administration (2005) FDA Public Health Advisory: Deaths with antipsychotics in elderly patients with behavioral disturbances. [http://www.fda.gov/cder/drug/advisory/antipsychotics.htm]
30) Yang J et al (2012) Bright light therapy as an adjunctive treatment with risperidone in patients with delirium: A randomized, open, parallel group study. Gen Hosp Psychiatry 34: 546-51

E 特定の病態におけるせん妄治療

1) 脳卒中，頭部外傷

抗精神病薬あるいは抗てんかん薬，あるいは両者併用といった対応で奏効することが少なくないが，調整まで時間がかかることも多い。極期にはかなり大量に抗精神病薬を要することもある。一方で，急激に症状が消褪することも多く，常に病像に通過症候群の要素を勘案する必要がある。

かつてのフェノチアジン系抗精神病薬はけいれん閾値を下げることや強い鎮静作用による病像の混乱のため避けるべきであったが，haloperidolや第二世代抗精神病薬はそれほどけいれん閾値が低下しないため，使用に支障はない。脳損傷はけいれん閾値を低下させるため，情動安定作用も併せて，抗けいれん薬の意義は他の病態のせん妄より明瞭と思われる。

2) パーキンソン病

オーストラリアの後方視的な大規模調査によると，入院中である5,637名のパーキンソン病患者群と

8,143名の対照群を比較した結果，せん妄の診断の点で方法論に問題はあるものの，せん妄の治療を受けていたのは対照群が1.8％であったのに対してパーキンソン病患者群では10.3％であったという[8]。また，Boorsmaら[3]は，診断の問題点はあるが，老人ホームに入所している2,193名を調査し，パーキンソン病のせん妄リスクは2.3倍になることを報告している。このようなせん妄のリスク要因として，パーキンソン病自体[8]，および抗パーキンソン病薬の使用が挙げられる。Cochraneに掲載されたメタ解析によると，幻覚はドパミンアゴニストであるpergolide，pramipexol，ropiniroleで有意に起こりやすいと報告されている[17]。ただし，パーキンソン病におけるせん妄の有病率や発生率の厳密な調査や，パーキンソン病に併発したせん妄の治療RCTは存在しない。それは，パーキンソン病で研究対象となるのは厳密なせん妄でなく，"psychosis"であることが多いからである。したがって，その結果の解釈には注意を要する。

それでもパーキンソン病の"psychosis"に対する薬物療法の知見は，せん妄の治療においても参考になる。治療するタイミングとしては，幻覚や妄想を客観視できなくなり生活へ影響するようになった時である。方法としては抗パーキンソン病薬の整理，特定の抗パーキンソン病薬の減量や中止，そして改善が得ら

れない場合に抗精神病薬の使用が挙げられる。抗パーキンソン病薬は，神経内科主導でドパミンアゴニストなどレボドパ以外の薬剤を中止していくことになる。なお，減量中に悪性症候群の発生に注意を払う必要がある。同時に，haloperidol が添付文書上禁忌とされているように，抗精神病薬の使用は慎重に判断する必要がある。日本神経学会によるガイドライン[10]では，パーキンソン病を悪化させないという安全性の観点から quetiapine を最初に用いる薬剤として推奨している。

3） 後天性免疫不全症候群（AIDS）

入院中の AIDS 患者の 30～40％にせん妄が合併するとされている[12]。HIV 関連認知症や HIV への治療の影響が関与していると考えられる。せん妄の治療に関する RCT は，Breitbart ら[4]の報告のみである。30名の患者を無作為化二重盲検比較試験で haloperidol（11名），chlorpromazine（13名），lorazepam（6名）の有効性と副作用を検討した。Haloperidol と chlorpromazine は低用量で有意なせん妄の改善を認めたが，lorazepam ではせん妄は改善しなかったばかりか副作用が出現した。症例数が少ないため，限定的な結論ではあるが，AIDS に関連したせん妄治療において，低用量の抗精神病薬による治療が推奨され

lorazepam は推奨されない。

通常より錐体外路症状が出現しやすいため[5]、抗精神病薬の投与に際して量を控えめにするといった配慮が必要である。

4） 呼吸器疾患

低酸素症はせん妄惹起の一大要因であり、コンサルテーション・リエゾンの需要は多い。SpO_2が正常域に回復しても暫時せん妄が続くことは珍しくない。一般的なせん妄治療と同様、抗精神病薬を用いるが、他のせん妄機序の場合にも増して、錐体外路症状の出現に留意し、嚥下性肺炎への進展を防ぐ。

5） 循環器疾患

不整脈を呈する患者にせん妄治療を行う場合、初期投与量は控えめに設定し、その不整脈が薬剤投与によって悪化しないか心電図を確認する必要がある。特に、抗精神病薬は通常軽度であるがQT延長の方向に傾くため、予めQTcを確認しておくことが望ましい。心不全の患者に対しても初期投与量は控えめに設定するのが理想であるが、それでは激しい興奮を鎮静できないことがしばしばある。そのような場合は、抗精神病薬のみに頼らず、通常精神科医が扱わない鎮静系の薬剤に暫時まかせる（循環器内科医などによる）

のが安全と思われる。

6) 肝機能障害

　肝機能障害下では，代謝能の低下により投与薬剤とその代謝産物との平衡に変化が生じること，アルブミンなどの血漿蛋白の減少により結合型と遊離型との平衡に変化が生じることから，効果の不安定さや低用量からの副作用の発現といった問題が発生しうる。しかし，前者については，グルクロン酸抱合を主とする活性代謝産物が少ない薬剤を選択することでその影響を低くすることができると考えられている。

　Haloperidol の代謝には CYP2D6 が関与することが知られているが，グルクロン酸抱合も重要な位置を占めている[15]。このことは haloperidol が肝機能障害の際のせん妄治療に有利であることを示唆している。第二世代抗精神病薬のうちグルクロン酸抱合による代謝経路の位置付けが明らかでない risperidone や quetiapine では，肝機能障害時には通常より控えめの量から投与開始する方が理論的にはよいと考えられる。

　ベンゾジアゼピン系薬剤のせん妄に対する使用はアルコール離脱など特殊な状況に限られるが，その際肝機能障害を合併することが少なくない。そのような場合，数あるベンゾジアゼピン系薬剤のうち，グルクロン酸抱合を主要な代謝経路として活性代謝産物も有し

ない lorazepam を選択することが理にかなっている。

7) 腎機能障害

腎機能障害下での薬剤投与に際しては，アルブミンなどの血漿蛋白結合能の低下による遊離型薬物の増加や，活性代謝産物も含めた薬物の排泄遅延による蓄積といった事項を検討する必要がある。具体的には，日本腎臓学会による CKD ガイド（Web で閲覧可能）で，腎機能の程度に応じた推奨用量を確認しながら投薬する。

8) 消化管疾患

消化管の手術後を含め，消化管を薬剤が通過することが不可の状態では，ほぼ haloperidol の経静脈投与に限られる。しかし食道癌などの通過障害ゆえに内服させにくい状態なら，olanzapine などの極めて溶けやすい口腔内崩壊錠は試みる価値がある。

9) 妊娠・授乳期

当学会の指針シリーズ 5「向精神薬・身体疾患治療薬の相互作用に関する指針」を参照のこと[11]。

10) 薬剤の相互作用

各薬剤の添付文書の相互作用の項を確認する。ま

た，当学会の指針シリーズ5「向精神薬・身体疾患治療薬の相互作用に関する指針」を参照する[11]。

11）アルコール離脱せん妄

治療上あるいは予防上，第一に，ビタミンB_1であるthiamineはアルコール離脱症状を起こしうるすべての患者への投与があらゆるガイドラインで推奨されている。

第二に，種々のせん妄のうち，唯一ベンゾジアゼピン系薬剤が単独で投与されうる病態である。ベンゾジアゼピン系のうち好ましい薬剤は，1999年の米国精神医学会のせん妄治療指針で推奨されて以来，lorazepamが主流である[1]。これは，活性代謝産物をもたないこと，およびグルクロン酸抱合が主たる代謝経路であるためアルコール関連に高頻度に併存する肝機能障害時にも有利であることといった理由による。

投与方法については，症状対応法（symptom-triggered regimen）と固定期間法（fixed-schedule regimen）があるが，これまでのRCTを含めた検証によると，症状対応法は固定期間法に比べて最終投与量やせん妄の持続期間が短い[6,13,14,16]。ただし，アルコール離脱の評価尺度（Clinical Institute Withdrawal Assessment for Alcohol, revised form, CIWA-Ar）を使ったトレーニングを受けていない施設では症状対

応法の実施が困難であると指摘されており，実際，極めて多忙な日本の総合病院の現場でCIWA-Arを用いた手順を示しても絵空事であろう。しかし，アルコール依存者がアルコールを中断しても60％は離脱症状が出現しないことがRCTで実証されており[6]，臨床実感とも符合することから，固定期間法が好ましいとは思えない。したがって，下記の方法が現実的と思われる。

・離脱せん妄のリスクが高いとはいえない場合，不安焦燥時の頓用設定としてlorazepamを複数回，投与可能な指示をする。

・離脱せん妄のリスクが高い場合，あるいは離脱せん妄が出現している場合，lorazepam 0.5 mgを定時設定（2回から4回/日）し，同時に不安焦燥時にも投与できる頓用指示を設定する。リスクが高い例として，離脱せん妄の既往，離脱けいれんの既往が挙げられる[7]。

・離脱せん妄が出現していて内服させられない場合（拒薬，激しい興奮，あるいは身体状態の理由で），diazepamの静脈内投与[9]。

・離脱せん妄が激しく，diazepamのみでは制御できない場合，haloperidol静脈内投与の併用，あるいはmidazoramなどによるdeep sedationといった選択肢を検討する。この場合，テレメトリーによる

SpO$_2$ および心電図の持続モニターが必要である。アルコール離脱せん妄が出現する水準の患者は，心伝導系にも障害が及んでいる可能性を考え，haloperidol の高用量は避ける方が安全である。

症状のピークは3日間程度であり，ほとんどは7日以内に収束するため，定時設定で治療した場合，鎮静後は1日量20%程度ずつを目安に減量して5～7日での終結を目指す[2]。

■文献
1) American Psychiatric Association (1999) Practice Guideline for the Treatment of Patients With Delirium. Am J Psychiatry 156 (suppl): 1-20
2) 飛鳥井望 (1996) アルコール離脱の症状経過と治療. 精神科治療学 11: 791-9
3) Boorsma M et al (2012) The prevalence, incidence and risk factors for delirium in Dutch nursing homes and residential care homes. Int J Geriat Psychiatry 27: 709-15
4) Breitbart W et al (1996) A double-blind trial of haloperidol, chlorpromazine, and lorazepam in the treatment of delirium in hospitalized AIDS patients. Am J Psychiatry 15: 231-7
5) Cohen MAA et al (2000) Maximizing life's potentials in AIDS: A psychopharmacologic update. Gen Hosp Psychiatry 22: 375-88
6) Daeppen JB et al (2002) Symptom-triggered vs fixed-schedule doses of benzodiazepine for alcohol withdrawal: A randomized treatment trial. Arch Intern Med 162:

1117-21

7) Kattimani S et al (2013) Clinical management of alcohol withdrawal: A systematic review. Ind Psychiatry J 22: 100

8) Lubomski M et al (2015) Hospitalisation and comorbidities in Parkinson's disease: A large Australian retrospective study. J Neurol Neurosurg Psychiatry 86: 324-30

9) Majo-Smith MF et al (2004) Management of alcohol withdrawal delirium. An evidenced-based practice guideline. Arch Intern Med 164: 1405-12

10) 日本神経学会編（2011）パーキンソン病治療ガイドライン 2011. 医学書院

11) 日本総合病院精神医学会治療戦略検討委員会編（2011）向精神薬・身体疾患治療薬の相互作用に関する指針. 日本総合病院精神医学会指針 5. 星和書店

12) Perry SW (1990) Organic mental disorders caused by HIV. Am J Psychiatry 147: 696-710

13) Sachdeva A et al (2014) A comparative study of fixed tapering dose regimen versus symptom-triggered regimen of lorazepam for alcohol detoxification. Alcohol Alcohol 49: 287-91

14) Saitz R et al (1994) Individualized treatment for alcohol withdrawal: A randomized double-blind controlled trial. JAMA 272: 519-23

15) Someya T et al (1992) Haloperidol metabolism in psychiatric patients: Importance of glucuronidation and carbonyl reduction. J Clin Psychopharmacol 12: 169-74

16) Spies CD et al (2003) Alcohol withdrawal severity is decreased by symptom-orientated adjusted bolus therapy in the ICU. Int Care Med 29: 2230-8

17) Stowe R et al (2008) Dopamine agonist therapy in early Parkinson's disease. Cochrane Database Syst Rev CD006564

展　望

　2005年に初版を出版する際，当学会として前向き研究を重ねてせん妄治療のエビデンスを積み上げていく旨，展望した。それを実現するべく，当学会の多施設共同研究グループDELIRIA-Jで，予防についてはRCTの成果を出すことができ，せん妄臨床をパラダムシフトさせうる展開をしている。

　今後の精神科医療は，精神科医療それのみに着目するだけではなく，医療全体の中でいかに寄与できるのかを考えていく必要がある。実臨床において，せん妄はその代表例であり，総合病院精神医学がとりくむべき大きな課題となっている。昨今注目されている医療経済面でも，せん妄に関連する年間医療経費は，大腿骨頭骨折，糖尿病，転倒などよりも高額であることがわかっている。したがって，せん妄の予防・治療の成功は，医療全体において臨床的にも医療経済的にも多大な貢献につながる。

　このような問題意識の下に，引き続き医学全般の課題であるせん妄の治療，予防，予測の研究を当学会が牽引していきたい。多くの会員の皆様のご参加，ご協力をお願いいたします。

謝辞

本指針の改訂に不可欠であった研究にご参加いただいた皆様に感謝申し上げます（敬称略）。

〈DELIRIA-J（せん妄介入研究グループ）〉

伊藤滋朗（日本医大武蔵小杉病院），相原裕子（広島市民病院），森田幸孝（もりた心療内科クリニック），三舩義博（三船病院），竹内崇ほか東京医科歯科大学医学部附属病院精神科医師，小田原俊成（横浜市立大学市民総合医療センター），中村満（成増厚生病院），杉田学，野村智久（順天堂大学練馬病院・救急集中治療科），町田裕（順天堂大学練馬病院・脳神経内科），臼井千恵（順天堂大学練馬病院），中村裕之（金沢大学医薬保健研究域医学系環境生態医学・公衆衛生学）

〈せん妄観察研究〉

志賀浪貴文，堀川直史（埼玉医科大学総合医療センター），土田和生（倉敷中央病院），大島淑夫，清水研（国立がん研究センター中央病院），内村直尚，近間浩史，森圭一郎（久留米大学），赤穂理恵（都立駒込病院），渡邉明（京都第一赤十字病院），平俊浩（福山市民病院），西村勝治（東京女子医大），橋本直子，吉田成良（徳島県立中央病院），鵜飼克行（総合上飯田第一病院），岩田健（東京都立広尾病院），横山伸，荒井宏，高橋武久（長野赤十字病院），町野彰彦，日域広昭（広島大学），三浦至（福島県立医科大学），岡田章（近畿大学医学部奈良病院），廣常秀人，山路國弘，疇地道代（国立病院機構大阪医療センター），川嵜弘詔（福岡大学），光安博志（九州大学），丸田智子（聖マリアンナ医科大学），吉田佳郎（大阪赤十字病院），保坂隆（聖路加国際病院），桂川修一（東邦大学医療センター佐倉病院），早川達郎（国府台病院），宮川晃一（順天堂浦安病院），伊豫雅臣，白石哲也（千葉大学），北條彩（東京都立多摩総合医療センター），佐

藤茂樹(成田赤十字病院),挾間玄以,小林孝文(島根県立中央病院),田中徹(菊川市立総合病院),江崎真我(幸有会記念病院)

　また,患者・家族向け「せん妄についてのご案内」の掲載を快諾くださった順天堂大学医学部附属練馬病院6B病棟,權藤裕子・旭明日香看護師,ほか皆様に感謝申し上げます。

付録

患者・家族向けの
せん妄に関する説明

> 入院中の患者様・ご家族の方へ
> ～せん妄についてのご案内～
>
> 順天堂練馬病院6B病棟
> 2015年4月
>
> 　　号室　　　　　　　　　様
>
> 1. せん妄とは？
>   意識のぼんやりとした状態に加えて、錯覚や幻覚・妄想・興奮などがみられる状態のことです。
>   せん妄の症状は認知症と似ていますが、症状は一過性でもとに戻ることが特徴的です。
>
> 例）代表的な症状
>
>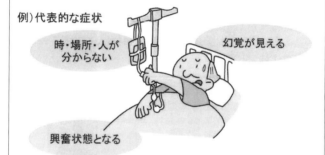
>
> - 時・場所・人が分からない
> - 幻覚が見える
> - 興奮状態となる
>
> 2. せん妄の原因は？
>   原因は身体疾患・手術による身体的ダメージ・水分栄養不足・ストレス・薬剤などさまざまです。
>   環境の変化によっても起こりやすくなります。
>   高齢の方、認知症の方、入院前に多量のアルコールを摂取されていた方などはせん妄を起こす可能性が高くなります。

患者・家族にせん妄を説明する際のパンフレットの例

3. せん妄になってしまったら

・原因となる疾患を治療したり、身体の苦痛を緩和できる様に医療者全員で関わります。

・生活のリズムをつけることが重要です。
なるべく日中は覚醒を促し、夜間は眠れるよう配慮します。

・夜間の睡眠や休息が十分に取れない場合、症状が悪化する可能性があります。そのような場合は十分な休息が得られるよう、メンタルクリニック医師と相談し、お薬を検討する場合があります。

・患者様の安全が守れないと判断した場合、ご家族の了承を得た上で、一時的に身体抑制を行わせて頂くことがあります。

4. ご家族へのお願い

・ご家族がいることによって、患者様が安心を得られ、症状が落ち着くことが多いので、面会の回数や時間を増やしてもらったり、個室の場合は夜間の付き添いをお願いする場合があります。

質問などがありましたら、医療者に遠慮なくお声掛けください。

(順天堂大学医学部附属練馬病院 6B 病棟版)

患者様及びご家族の方へ

　現在の患者様の状態は医学的には「せん妄」と呼ばれる状態と考えられます。
　「せん妄」とは以下のような状態を言います。

・意識が障害されてぼんやりしていたり，もうろうとしている
・言うことのつじつまが合わず，妄想を訴えたり，呆けたように見える
・夜眠らずに興奮したり，昼夜逆転になっている
・症状が変動しやすく，夜間に不安定となることが多い
・点滴やチューブを自分で抜いてしまったり，安静が保てない

　「せん妄」とは，例えて言えば非常に程度の強い寝ぼけのような症状で，全身の状態が悪くなったり，環境が変わることなどでしばしば（入院中の患者様の 10-15％）起こります。治療上必要な点滴や安静などの妨げとなることが多く，時として生命に危険が及ぶことにもなりうるため，速やかな対処が必要です。

　「せん妄」の治療として，薬や点滴などで眠ってもらい，安静が保てるようにすることがまず必要です。これまでの数

患者・家族にせん妄を説明する際のパンフレットの例

多くのデータから，興奮を和らげる安定剤や，ある種の抗うつ剤が有効であることが知られており，実際に使用されています。しかしながら現在の日本では，健康保険で認められている「せん妄」の治療薬はありません。したがって「統合失調症」，「うつ病」などに対する治療薬を適応外で使わざるを得ないのが現状です。これらの薬や点滴を使わずに患者さんの状態を改善させることはとても難しいと思われますので，その使用についてご了承下さい。

これらの薬や点滴を使った場合，副作用が起こる可能性はあります。最も多いものは，効き過ぎて昼間も眠ってしまうことや，唾液をきちんと飲み込めなくなることに伴う肺炎などです。薬の効果は使用してみなくては実際のところわからないため，使用しながら種類や量を調整します。したがって一時的に状態が悪化したように見えることもあります。

御家族にはできるだけ付き添っていただいたり，昼間は眠ってしまわないよう話しかけるなどしていただくと効果的です。患者さんのためにぜひご協力下さい。

「せん妄」は多くの場合一時的なもので，身体の回復に伴って改善される患者さんが大半です。しかしながら，なかなか身体の状態が良くならなかったり，以前から脳の病気を持つ患者さんでは長びいたり，完全に回復しないこともあります。

広島市立広島市民病院精神科（2007年6月版）

（広島市立病院機構広島市立広島市民病院版）

索 引

欧 語

aripiprazole 101
CAM 4
CAM-ICU 13
CKD ガイド 103, 118
DDT-Pro 13
DRS 7
DSM-5 2
DRS-R-98 7
DSM-Ⅳ-TR 2
DST 7
flumazenil 77
haloperidol 74, 77, 88, 102, 115
haloperidol 静注 99
HELP 39
hydroxyzine 74
ICDSC 13
lorazepam 118, 119
MDAS 6
melatonin 60
midazolam 76
Mini Mental State Exam (MMSE) 9, 20
NEECHAM Confusion Scale 6
NICE 39
olanzapine 100
PAED 11
pCAM-ICU 11
perospirone 88, 101
QTc 116
quetiapine 85, 88, 99, 101, 115
ramelteon 62, 63
RASS 12
risperidone 88, 99, 100

日 本 語

あ 行

アルゴリズム 100
安全性の確保 70
閾値下せん妄 14
嚥下性肺炎 86, 102
オピオイド 21

か 行

過活動型せん妄 14
感覚的要因 34
環境的な配慮 73
環境的要因 33
観察項目 82
拒薬 105
緊急入院 49
見当識 44
口腔内崩壊錠 100
抗コリン作用 21
抗精神病薬 51, 85
抗精神病薬の等価換算 104
抗精神病薬の投与量 103
抗てんかん薬 113

高齢　48
子どものせん妄　9
コリンエステラーゼ阻害薬　57
混合型　14

低酸素　23
適応外使用　88
糖尿病　101
時計描画テスト　9

さ 行

視覚障害　44
疾患重症度　24
集中治療室　13
終末期　49
術後せん妄　49, 63
心血管イベント　86
身体拘束　24, 71
身体精査　82
身体的要因　33, 44
錐体外路症状　116
睡眠覚醒リズム　24
睡眠関連要因　34
睡眠障害　45
静穏化　74
性差　20
精神疾患　24
精神的要因　34
せん妄の既往　48
せん妄のサブタイプ　14

な 行

認知機能障害　19
認知機能　44
認知症　48
年齢　20

は 行

発症率　2
半減期　100
ビタミンB_1　119
評価尺度　4
貧血　23
不穏時指示　63, 103
副腎皮質ホルモン　21
不動化　44
ベンゾジアゼピン系薬剤　21

ま 行

メラトニン・アゴニスト　60

や 行

薬物　20
誘発因子　33

た 行

注意障害　20
中毒物質　20
聴覚障害　44
鎮静　76
通過症候群　113
低活動型せん妄　14, 99

せん妄の臨床指針［せん妄の治療指針　第2版］
日本総合病院精神医学会治療指針1

2015年11月25日　初版第1刷発行
2017年 8 月21日　初版第2刷発行

編　　集	日本総合病院精神医学会　せん妄指針改訂班
発行者	石澤雄司
発行所	株式会社 星和書店

〒168-0074　東京都杉並区上高井戸 1-2-5
電話　03（3329）0031（営業部）／ 03（3329）0033（編集部）
FAX　03（5374）7186（営業部）／ 03（5374）7185（編集部）
http://www.seiwa-pb.co.jp

Ⓒ2015　星和書店　　　Printed in Japan　　　ISBN978-4-7911-0919-7

- 本書に掲載する著作物の複製権・翻訳権・上映権・譲渡権・公衆送信権（送信可能化権を含む）は㈱星和書店が保有します。
- JCOPY 〈（社）出版者著作権管理機構　委託出版物〉
本書の無断複写は著作権法上での例外を除き禁じられています。複写される場合は，そのつど事前に（社）出版者著作権管理機構（電話 03-3513-6969，FAX 03-3513-6979，e-mail：info@jcopy.or.jp）の許諾を得てください。

静脈血栓塞栓症予防指針
日本総合病院精神医学会治療指針 2

日本総合病院精神医学会教育・研究委員会（主担当：中村 満）編

四六変型（縦18.8cm×横11.2cm）
96p
1,800円

身体拘束・隔離の指針
日本総合病院精神医学会治療指針 3

日本総合病院精神医学会教育・研究委員会（主担当：八田耕太郎）編

四六変型（縦18.8cm×横11.2cm）
112p
2,200円

急性薬物中毒の指針
日本総合病院精神医学会治療指針 4

日本総合病院精神医学会治療戦略検討委員会（主担当：上條吉人）編

四六変型（縦18.8cm×横11.2cm）
132p
2,400円

向精神薬・身体疾患治療薬の相互作用に関する指針
日本総合病院精神医学会治療指針 5

日本総合病院精神医学会教育・研究委員会 編

四六変型（縦18.8cm×横11.2cm）
296p
3,500円

生体臓器移植ドナーの意思確認に関する指針
日本総合病院精神医学会治療指針 6

日本総合病院精神医学会治療戦略検討委員会・臓器移植関連委員会（主担当：西村勝治）企画・編集

四六変型（縦18.8cm×横11.2cm）
112p
2,200円

発行：星和書店　http://www.seiwa-pb.co.jp
※価格は本体（税別）です